时代大众心理书坊
心理自助系列

抑郁，你好

耿 璐 ◇ 著
郭本禹 ◇ 主编

YIYU NIHAO

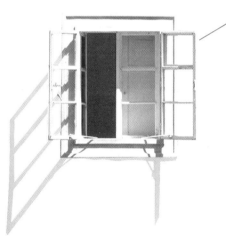

U0273190

全 国 百 佳 图 书 出 版 单 位
APGTIME 时代出版传媒股份有限公司
安 徽 人 民 出 版 社

图书在版编目（CIP）数据

抑郁，你好/耿璐著. —合肥:安徽人民出版社,2016.1
（心理自助丛书/郭本禹主编）

ISBN 978-7-212-08574-2

Ⅰ.①抑⋯　Ⅱ.①耿⋯　Ⅲ.①抑郁症—防治—普及读物
Ⅳ.①R749.4-49

中国版本图书馆 CIP 数据核字（2016）第 015610 号

抑郁，你好

耿　璐　著

出　版　人:胡正义　　　　　　　　　　　责任印制:董　亮
责任编辑:袁小燕　郑世彦　　　　　　　　装帧设计:陈　爽

出版发行:时代出版传媒股份有限公司 http://www.press-mart.com
　　　　　安徽人民出版社 http://www.ahpeople.com
　　　　　合肥市政务文化新区翡翠路 1118 号出版传媒广场八楼
　　　　　邮编:230071
　　　　　营销部电话:0551-63533258　0551-63533292（传真）
制　　版:合肥市中旭制版有限责任公司
印　　制:合肥现代印务有限公司
　　　　　（如发现印装质量问题,影响阅读,请与印刷厂商联系调换）

开本:880×1230　　1/32　　　印张:6.25　　　字数:96 千
版次:2016 年 4 月第 1 版　2016 年 12 月第 2 次印刷

标准书号:ISBN 978-7-212-08574-2　　　　定价:28.00 元

～前　言～

来,检查一下你对抑郁症的了解程度。

以下各项与抑郁症相符的是哪一项?

1. 抑郁症只不过是郁闷的情绪。

2. 患有抑郁症的人都会日渐消沉。

3. 所有抑郁症患者都不能很好地工作和生活。

4. 抑郁症是"精神的感冒",并不是什么大不了的毛病。

5. 所有的抑郁症患者意志力都较弱。

6. 所有的抑郁症都是压力大造成的。

7. 抑郁症是一种把人变得很懒惰的病。

8. 抑郁症是人格有缺陷的精神病。

9. 只要吃药，抑郁症就能治好。

10. 忘记过去，积极地生活下去，只要使自己的心境转变到正能量的程度，抑郁症就能够治愈。

以上对于抑郁症的理解，都是错误的！正确理解抑郁症，需要我们充分了解有关抑郁症的知识。

近年来，人们对抑郁症的认识程度有所提高，但是，在普通人当中很多的看法是"抑郁症就是个心理问题，只要在情绪和心情上想点办法，是没什么大不了的""得抑郁症的人是受了重大打击"等，这些对抑郁症的误解，导致很多人对接受诊疗抱有抵触情绪，错失及时治疗的机会。

每个人都希望自己没有烦恼，心情舒畅地度过每一天。但是，据不完全统计，目前在全球范围内，有超过5亿人正在遭受抑郁症的折磨。大约每10个当中就有一个抑郁症患者，可是，接受过医生诊疗的人只占25%。而在中国，仍有80%~90%的抑郁症患者因为对疾病的认识不够未曾就诊。也就是说，在我国每10个抑郁症患者，就有8~9个没有得到医学护理诊疗。

　　抑郁症是一种会给日常生活带来障碍的、令人感到非常痛苦的疾病,有很多人为了从这种痛苦中解脱出来,甚至走上了自杀的道路。不仅是患者本人,抑郁状态对患者家人和朋友来说也是非常痛苦的。

　　抑郁症并不是特殊的疾病,只要是有感情的人,无论谁都有可能罹患。抑郁症不单单是生理问题,或者去医院吃点药,简单处理一下就好了,但也不是得了抑郁症就暗无天日,被凶猛的"黑狗死死咬住"、堕入"无尽的黑暗深渊"……生活永远失去了希望。

　　只要能够正确认识、了解抑郁症,配合正确的方式治疗,抑郁症患者是可以走出抑郁的阴影,在自己的人生中发现新的喜悦,很好地工作、经营自己的家庭、利用兴趣爱好来享受自己的人生的。

　　对抑郁说一声"你好",生活将充满阳光和希望!

目录

Part 2 谁在抑郁

Part 1

认识抑郁

RENSHIYIYU

一
他们是抑郁了吗

❶ 不对劲的小琪

小琪大学毕业后在上海的一家公司工作了 4 年,是个做事麻利的姑娘,身体一向很健康。可是最近 3 个月,小琪觉得自己"很不对劲"。

以前早上起床时总觉得睡不够,现在小琪却总是在闹钟响铃之前很早就醒了,醒了以后昏昏沉沉的,躺在床上不想动。

　　总算是起床了,可是,面对妈妈做的可口饭菜,她没有一点食欲,感觉食物像"摆设"一样,根本什么也不想吃。

　　上班也让小琪感到是一件无比痛苦的事情。以前认为公司离家只是有点远,可是现在觉得"怎么公司那么远啊",每天简直要费很大的精力才能够到达公司。

　　到了公司,小琪感觉自己好像所有的精力都已经耗竭了,精神状态很不好。工作起来拖拖拉拉,杂乱无章,毫无头绪。

　　看到小琪最近情绪低落,心烦意乱,同事们为了给她加油打气,在下班时组织了美食聚会,希望热闹的场面能让小琪的心情好起来。但小琪觉得兴趣索然,原本不想参加的,可是看到大家对自己这么好,下了班勉强跟着去了。大家边吃边聊的热烈气氛,却让小琪感到麻木和疲惫,甚至心烦意乱,东西也没有吃几口。看到小琪如此不在状态,大家最后只好提前草草结束活动,嘱咐小琪回家好好休息。

　　回家以后,小琪觉得特别对不起同事们的一片好意,觉得自己做人真是失败;现在工作也做不好,做事也失败,简直就像废物一样……她越想越难过,不停地谴责自己,在夜晚流下了痛苦的眼泪。

小琪请了几天假在家,可是即使什么也不做,也觉得非常难受,感觉精神上一片空洞,无法集中注意力,可是她又说不上来自己为什么不舒服,情绪究竟糟糕在哪里。

② 烦恼的黄先生

黄先生是一名报社的记者。平时不是出门采访,就是伏案写作,工作量挺大的,生活也不怎么规律。这段时间,黄先生觉得身体不舒服,好不容易抽空去了趟医院。经过全面检查,黄先生被确诊为"甲状腺功能减退"。

黄先生对这个结果感到非常惶恐,他问正在开药的医生:"医生,我会不会还有其他毛病啊? 我常常觉得记性不好,非常疲劳,吃东西也没什么胃口。"

"谁知道呢?"医生头也没抬,"搞不好是抑郁症呢。"

黄先生更加紧张了。"抑郁症"三个字沉重地压在他的心上,回家以后医生开的治疗甲状腺功能减退的药也懒得吃,他觉得"我都抑郁症了还吃药干吗";工作上有需要去做采访，本来兴致勃勃的黄先生一想到自己的"抑郁症"，于是转念觉得"我都抑郁症了，还干这些干吗"。周末，妻子劝说黄先生和自己一起去逛逛街，黄先生生气地想"我都抑郁症了，哪有精力到处瞎逛"……后来黄先生干脆请了假，整日躺在床上蒙头大睡。

小琪和黄先生是得了抑郁症吗？

❸ 抑郁情绪不是抑郁症

在正常的情况下，人们的心情会不间断地变化。根据不同的情况和感受，这种变化与内心的体验是一致的，并以此来保持精神上的平衡。可是，如果患上了抑郁症，这种本来应该有的变化停滞了。悲观的情绪始终令人摆脱不掉，抑郁的心情和虚无感让患者对曾经熟悉适应的事物有了距离感，变成难以忍受的痛苦负担。

小琪和黄先生究竟是不是得了抑郁症呢？

抑郁症最明显的特征就是"抑郁的情绪"和"兴趣及快乐的减退"。从前文中，我们可以看出，似乎他们都有这样的症状。

但是我们要了解到，黄先生本来已经被确诊了"甲状腺功能减退"这种疾病。医学常识告诉我们，这种疾病本身就具有记忆力减退、嗜睡、多虑、头晕等病理特征。黄先生的医生没有经过正式的诊疗，随口说了一句"抑郁症"，让原本就因为疾病而焦虑的黄先生，受到了错误的心理暗示，加上回家以后黄先生拒绝按照要求服用药物，导致他出现了"抑郁的情绪"。

黄先生的妻子恰好认识一位做心理咨询师的朋友，听了她的描述，心理咨询师建议黄先生先到正规医院的精神科进行诊断，以确定他是不是有抑郁症，然后再根据需要服用药物，或是去专业的心理咨询机构咨询。

经过专业的诊断，医生确定黄先生并没有患上抑郁症。在心理咨询师的帮助下，黄先生开始遵照医嘱服用治疗甲状腺功能减退的药物，合理安排工作时间，加强身体锻炼，按时饮食作息，正确认识了以前自己的一些不合理的认知和信念。很快，黄先生摆脱了抑郁的情绪，以积极乐观的态度重新投入工作和家庭生活之中。

和黄先生相比，小琪的身体一直以来都很健康，而且以前在工作中干劲十足。但这 3 个月的"不对劲"，到底是怎么回事呢？

要知道小琪是不是得了抑郁症，我们还得了解一下抑郁症的诊断标准。

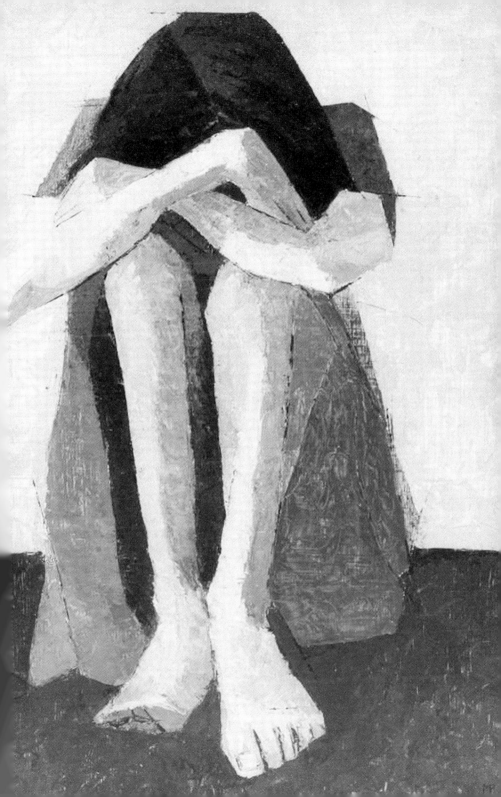

二
怎样诊断抑郁症

❶ 不要被误导

现在不少娱乐杂志和网络上，有很多"心理测试"，测试的内容五花八门，人们往往抱着好奇心和休闲娱乐的目的去测一测。其中不乏"你抑郁吗""看看你的焦虑指数""你的工作会让你抑郁吗""十年后你会不会得抑郁症"等内容。通过一些简单的题目或情境推算，往往给出"你的抑郁指数 20、40、80 还是 100""你的工作让你患抑郁症的几率很大""未来你有抑郁症的风险，要小心哦"等结论。

这种类型的测试只能打发闲余的时间,并不能够准确测评出自己的抑郁状态、抑郁程度或是关于焦虑等方面的问题,不仅在临床诊断上不具备参考价值,而且很容易给人以不良心理暗示,误导人们对"抑郁症""焦虑症"等问题的认识。

❷ 抑郁症症状和诊断标准

目前抑郁症的医疗临床诊断,主要依照在国际上被广泛采用的 DSM 标准。DSM 标准是美国精神病学会为诊断精神疾病而创立的,DSM 对各种精神疾病都设定了相应的标准。

这些标准并没有给出人体各种成分的参数,它是依据患者本人的感受、周围人们注意到的、可以从外在看出的症状来制定的。

抑郁症造成的改变不仅仅使人变得忧郁,还会有其他很多表现形式。

有时候患者会因为精力减退,做什么都没有欲望而变得懒得活动;有时候也会出现很强的焦虑感和不合情理的自责感,并且会越来越强烈;有时候还会出现长时间的、持续的烦躁和悲观情绪。

关于抑郁症,我们可以列举出以下一些症状:

1. 出现抑郁的情绪。

2. 对事物的兴趣及快乐的感受减退。

3. 食欲及体重发生增减变化。

4. 睡眠状况发生异常。

5. 精神运动机能出现焦躁和迟滞。

6. 易疲劳,体力减退。

7. 自我价值感丧失,有负罪感。

8. 思考能力和精神集中力下降。

9. 出现自杀念头。

如果以上 9 个症状,至少出现了 5 个,并且持续了两周以上,就有可能需要就医,以诊断是否患上了抑郁症。需要注意的是,"出现抑郁的情绪"和"对事物的兴趣及快乐的感受减退"两个症状必须具备。

❸ 其他必要条件

除了上述 9 个主要症状以外，专业的医生往往还会参照其他的一些必要条件来评估抑郁症。主要有：

1. 没有出现与平时不同的情绪异常高涨或畅快的情况。

2. 临床症状表现出明显的困扰，导致实际的工作、学习及日常活动出现障碍。

3. 症状并非直接来自身体本身的疾病、非法药物的作用、酒精刺激或正在服用的药物所导致。

4. 症状并非是由重要人物去世或其他重要物品丧失而导致出现的暂时性刺激所引起的。

如不符合这些必要条件，即使符合 9 项症状中的所有状况，医生在判断时也不会轻易给出"抑郁症"的结论的。

❹ 从新的观点来看抑郁症

近些年来,虽然对抑郁症的病因尚未完全明了,但是随着影像检查技术和检验技术的进一步发展和革新,对抑郁症患者的脑部异常也有了一定的了解。"抑郁症不仅是心理障碍,也是脑部疾病"的观点,越来越被更多的专业医师接受。

一般情况下,大家都认为情绪是一种心理现象,抑郁症怎么会和脑功能扯上关系呢?从神经心理学的角度来看,在脑神经细胞之间,有很多帮助传递信息的神经传递物质。现在已经被确认了的神经传递物质多达 100 多种,每种脑神经细胞和神经传递物质都在担任着不同的工作。其中跟人的情感情绪变化有关的、与抑郁症相关联的主要神经传递物质有五羟色胺、去甲肾上腺素、多巴胺、伽马氨基丁酸和乙酰胆碱等,这些物质的分泌失常或者消耗量改变,都有可能导致抑郁症。

症状一：抑郁的情绪

在日常生活中，谁都会有情绪低落、郁闷、沮丧的时候，可是如果每天都长时间地沉浸在这种状态中，就有可能超出正常的范围。

"情绪低落"是人们形容抑郁症的症状时常用的词。强烈的苦闷情绪，悲伤或空虚感带来持续不散的消沉等，会导致抑郁症患者表情缺乏变化、爱哭以及痛苦。

抑郁症的主要症状就是情绪总是长时间地处在抑郁状态中。"抑郁"，并不是压抑忧郁、抑制忧郁的意思，而是指被忧郁的情绪所控制。情绪究竟是不是一天到晚总是抑郁，可以通过本人的表述或周围人的观察来进行判断。

在抑郁症患者当中，有些人并不会终日感到郁闷，而是在每天早晨症状加剧，到下午傍晚的时候，症状会有所减轻。这种现象被称为"昼重夜轻"。

症状二：对事物的兴趣及快乐的感受减退

健康的人如果出现了郁闷的情绪，即使是在工作的时候或是在学校里觉得很难受，也还是会热衷于他所感兴趣的事物。遇到让自己高兴的事，就会心情舒畅，情绪发生变化。

如果得了抑郁症，精神上的能量就会枯竭，导致对本该高兴的事情也没有反应。抑郁症患者的快乐感明显减退，几乎终日感受不到喜悦，对什么活动都不感兴趣。可能每个抑郁症患者出现的症状会有所差别，但是患上抑郁症后几乎都会出现这样的症状：对生活丧失了兴趣和好奇心，基本上感觉不到有什么值得高兴和幸福的事。

有时候患有抑郁症的人，并不愿把自己的内心世界表露出来，但是哪怕是勉强参加一些活动，也会明显地表露出话少、憔悴、烦躁、动作迟缓、心不在焉等情形。

精神能量的匮乏导致了抑郁症患者对工作、学习、家务及以前感兴趣的休闲娱乐毫无热情，甚至一些患者还会对个人卫生也不处理，让人感到他们"变懒了""越来越不合群"等变化。

所以，即使是在情绪上常常感到低落的人，只要还有什么可以让他迷恋的事情，患上抑郁症的可能就会比较低。

症状三：食欲和体重的增减变化

大多数抑郁症患者都会有食欲下降的情况。"吃什么都味同嚼蜡""硬往下咽"等感觉的出现,让人不再有想吃东西的念头。因为进食很少,所以患者体重会明显下降,消瘦下去。

与此相反,偶尔也会有抑郁症患者出现暴饮暴食倾向和体重增加的状况,尤其嗜好甜食,超过正常的饮食分量,无论如何大吃特吃都感到意犹未尽。

虽然体重的变化也可能由于不运动等情况导致,但是作为抑郁症的典型症状需要引起注意。

症状四:睡眠状况发生异常

患上抑郁症会出现睡眠问题,有的患者会失眠,有的患者会出现嗜睡。

一些较轻的抑郁症出现的失眠,并不是整夜睡不着,而是在入睡后会在半夜三四点醒来,然后迷迷糊糊怎么也睡不着,脑海里萦绕着怎样也挥之不去的烦闷情绪。白天因为睡眠不足,起床非常痛苦,精力更差、情绪更加恶劣,恶性循环使抑郁症的状况进一步恶化。

有些患者会出现嗜睡的现象。哪怕夜晚睡眠时间很长,白天仍然困得不得了。这并不是一种健康的、能够产生活力的睡眠,而是由于精力枯竭、精神能量的匮乏导致的"无法睡醒"的状况。

症状五:精神运动性的焦躁和迟滞

抑郁症患者似乎每天都不能平静地活动身体,或者是表现出动作迟滞。

动作迟滞的症状表现为,患者所有的动作都变得缓慢,说话减少甚至整天不开口;思维、反应力也变得迟钝;声音微弱,对别人的攀谈无言以对,态度冷淡;独立完成一件事非常困难,感觉很痛苦。

焦躁似乎与抑郁症消沉的情绪不匹配,但是确实不少抑郁症患者有时会表现出焦躁的情绪。患者经常不停地说话,不能够静下心来。乍一看像是过于活跃,但又不是那种明快、开朗的感觉,总是用很固执的口吻说话,坐立不安,翻来覆去觉得"自己哪一方面都太失败了""自己的人生是在给别人添麻烦""对不起家人、对不起朋友、对不起……""活着是对别人是负累,要以死谢罪",等等。虽然没有做什么不好的事情也会常常这样想、这样说,常常表情焦躁地在某个地方走来走去。

迟滞的状态比较容易和抑郁症联系起来，而焦躁所引起的话多、运动过度等问题容易被忽视和误判，所以要格外注意。

症状六：易疲劳，体力减退

没有做什么事，也没有运动，却每天都感到全身乏力，这是绝大多数抑郁症患者的共同体会。除了倦怠感，还会出现身体不同部位的说不清、道不明的疼痛感，痛苦仿佛不是固定的，会在身体各部位中到处转移。出现这样的状况，很多人会误以为是由身体器官病变导致，可是到医院做了详细检查，却没有什么异常。

抑郁症患者所描述的不适感有各种各样的情形，但是总的来说，每天都会感到耗竭般的疲惫，甚至连早上穿衣服、刷牙洗脸这样简单易做的事情，也会觉得力不从心。在头脑中明明知道自己这样下去不行，可是身体还是不愿意动。

症状七：自我价值观丧失，有负罪感

这是抑郁症在思考层面的症状表现。很多抑郁症患者对自己的评价很低，总觉得自己没有什么价值，认为自己做什么都不行。有不必要的负罪感，即使与自己无关的事，也都认为是自己的过错而责备自己，将所有问题揽在自己身上进行自我否定，陷入自责的痛苦深渊不能自拔。

抑郁症患者的这种负罪感和自我否定大多是毫无根据的，即使周围的人都说"没有那样的事""你不是那样的人""不要想得过多"……患者也很难对自己的思考加以修正，近乎偏执地坚持己见。

症状八：思考能力和精神集中力下降

抑郁症患者的大脑经常被那些萦绕不去的思绪所占领，负性思维反反复复自动播放，无法关闭。因此，应有的思考能力便得不到发挥，注意力也会下降，学习、工作不能像以前那样顺利开展。

另外，抑郁症患者常常处于疲惫和自责之中，这样一来，思考能力自然会下降，对一件事做出决断也就成了很困难的事了。不要说生活中的重大决定，哪怕是日常中并不重要的决定，抑郁症患者也会思前想后、犹豫不决，无法做出判断，并且倍感痛苦。

"我看不进书报""我无法制定工作计划""以前轻松的

工作内容现在完全不知所措"……抑郁症患者的思考能力和精神集中力似乎有明显的下降。

症状九：出现自杀念头

即使是健康的人，在情绪痛苦、意志消沉的时候，可能也会偶尔想到有关自杀的问题。但是，大多数情况下，正常人对于"自杀"这种消极意念只是短暂的假想，通过重新审视自己的价值，好好休息，平复情绪，与亲友交流等，会逐渐打消这样的念头。

而重症抑郁症患者总是在反反复复不停地考虑死亡，无法从忧郁的深渊中解脱出来的痛苦感，让他们并不恐惧死亡，反而觉得如果自己死了，"就能够得到解脱""对家庭和社会都有好处"等不合理的信念。

所以，抑郁症患者出现自杀念头并且最终实施自杀计划的可能性是很高的。在抑郁症的重病急性期，由于全身乏力，疲惫得连自杀的力气都没有，实施自杀的案例并不多。但是经过一段时间的治疗之后，患者在体力上多少有所恢复，常常会因为病情的反复折磨而悲观厌世，这时便有可能将自杀的念头付诸行动，因此需要身边的人格外警惕。

❺ 小琪是得了抑郁症吗

通过了解抑郁症诊断标准和症状,我们来分析一下小琪是不是得了抑郁症。

首先,小琪近期没有受什么重大刺激,也没有遇到亲人离世等重大心理创伤,身体也一向很健康。其次,她的症状也不是因为身体器官病症、服药、酗酒、滥用药物导致的。那么可以对比抑郁症的 9 项症状来看看:

1. 出现抑郁的情绪。

2. 对事物的兴趣及快乐的感受减退。

3. 食欲及体重发生增减变化。

4. 睡眠状况发生异常。

5. 精神运动机能出现焦躁和迟滞。

6. 易疲劳,体力减退。

7. 自我价值感丧失,有负罪感。

8. 思考能力和精神集中力下降。

9. 出现自杀念头。

除了第 9 项以外,小琪符合其他 8 项症状特征,而且她的症状已经持续了 3 个月,所以小琪很有可能得了抑郁症,需要到正规的医院去做专业诊断。

在同事兼好朋友小文的陪同下,小琪来到了某医院的精神科,被确诊为"忧郁型抑郁症"。

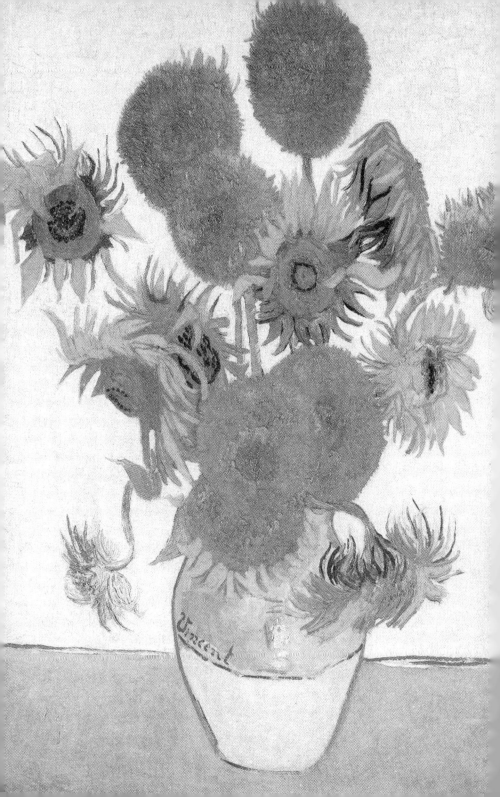

三
抑郁症有哪些类型

"忧郁型抑郁症?"小琪不解地问:"难道抑郁症也分很多类型吗?"

"是的。"为小琪做诊疗的是一位和蔼的女医生,姓高,40多岁的样子,她说话的时候眼睛里总带着温和的笑意,让人感到不由自主地放松和平静。

"和'忧郁型抑郁症'不一样的是,有的抑郁症患者遇到什么'好事'时,心情会暂时性豁然开朗,喜欢过量进食甜食,体重显著增加。可是忧郁型抑郁症具有一般抑郁症患者的嗜睡感,感觉身体像灌了铅一样沉重,当觉得周围的人冷淡自己时会强烈地感到失望或愤怒,采取疏远等方式来面对社会工作和学习。这是一种'非典型抑郁症'。"高医生为小琪娓娓道来。

"当确诊为忧郁型抑郁症的患者满足抑郁发作的症状达 5 项以上，并且持续 2 年，这样就发展为'慢性抑郁症'了。"高医生接着介绍："抑郁症的主要症状就是情绪异常，一般来讲，抑郁症患者情绪的改变是一个渐变的过程。然而，在发病的初期，因为头疼、倦怠感等躯体感受明显超过情绪的低落，因此人们常常没有意识到自己可能会是得了抑郁症，而认为自己处于亚健康状态，或是当成了其他疾病，错过了治疗的机会。甚至很多人根本不知道抑郁症的存在。当情绪异常越来越严重以后，患者能准确表达自己感受的能力越来越弱，甚至选择自杀来结束自己的痛苦感。"

听到这里，小琪很庆幸自己能够在亲人和朋友的鼓励下，来到正规医院做诊疗。虽然被确诊为抑郁症，有些受打击，可是因为不用再盲目地揣测自己的病情，小琪感到焦虑和紧张的情绪稍微缓解了 些。

看到小琪精神状态不错，高医生递给她一份宣传资料，上面介绍了一些其他类型的常见抑郁症。

❶ 双相心境障碍

双相心境障碍，又被称为躁郁症。病人时而躁狂，时而抑郁，心情像坐跷跷板一样，在高潮和低潮间来回摆动。两种症状互相转换，有反复发作的倾向。

当处于躁狂期的时候，患者表现得非常活跃，不断地涌现新的想法，觉得自己无所不能，不能平静。处于亢奋状态的患者看起来精力很旺盛，但是言行举止往往奔放不羁、没有条理。他们一刻也不休息，甚至也不愿睡觉，整日忙忙碌碌，爱管闲事，不知疲劳，与周围的正常环境格格不入。

可是患者进入抑郁期以后，就好像电池用完的玩具一样。他们苦恼忧伤，心境低落，思维迟缓。在抑郁情绪的影响下，无故地贬低自己，觉得自己活着无意义、无价值，悲观绝望，痛苦难熬。他们不想参加任何活动，时而出现头痛、头晕、胸闷气短、胃疼厌食等症状，甚至有厌世的想法和自杀的企图。

在法国著名作家福楼拜的小说《包法利夫人》中，包法利夫人艾玛就有比较明显的躁郁症特征。

当艾玛躁狂症发作时，她自我感觉好极了，总是精神异常兴奋。她有头无尾地学意大利语、读书、刺绣，家里的柜子里堆满了刚开了个头就扔在一边的绣件。她无节制地向商人勒内大量赊购生活中不需要的物品：一个月买了14法郎的柠檬洗指甲；挑选最漂亮的绸巾做自己家居服的腰带……可是当进入抑郁症状态以后，她总是筋疲力尽，气急败坏，低声哭泣，以泪洗面。她认为自己的未来只是"一条一团漆黑的长廊，而长廊的尽头又是一扇紧紧闭上的大门"，她放弃了自己喜欢的音乐、绘画和刺绣，对家务从事事求精致改为听之任之，整天懒得梳洗打扮。

❷ 产后抑郁症

盈佳前不久刚刚生下了一个健康漂亮的宝贝，全家人都沉浸在喜悦和幸福之中，唯独盈佳感到高兴不起来。说不清楚为什么，盈佳总觉得心里充满了委屈和烦躁，看着幼小的孩子,她有无尽的担忧——孩子一会儿哭、一会闹,是不是自己做得不够好啊?会不会孩子有什么隐性的疾病啊?孩子很可爱,但是自己能顺利把孩子带大吗?现在社会竞争那么激烈,孩子长大能面对这些压力吗?自己有能力带给孩子幸福的生活吗……自从生了孩子,丈夫也好像变了个人似的,眼里只有孩子,对自己爱答不理的,一点儿也不关爱自己……

看着整日郁郁寡欢、以泪洗面的盈佳,丈夫大刚也不知道如何是好,只好努力承担起照顾孩子的大部分责任,让盈佳好好休息。可是几周过去了,盈佳的状况不仅没有好转,还变得非常神经质,总是充满无尽的担忧,身体也越来越弱。

无奈之下,大刚请来父母照顾孩子,自己陪着盈佳去了医院,经医生诊断,盈佳得了产后抑郁症。

产后抑郁症是发生在妇女分娩后 6 个月以内的一种心理障碍,一般在产后 4 周左右出现。很多女性生产以后,由于身体的不适、内分泌系统发生变化、角色的转变、家庭关系的变更、照顾婴儿过度疲劳等等原因,导致情绪低落抑郁，严重的会发展为抑郁症。有关数据显示，70%~80%的女性有过轻度的产后抑郁症状，10%~15%的女性有明显的抑郁情绪，这种状况通常会持续2~8周，个别患者的持续出现的症状甚至会超过半年。

　　产后抑郁症往往是一种暂时的现象，需要家人，特别是丈夫的关爱。丈夫多多体谅妻子，帮助妻子疏导不合理的情绪；主动承担家务活和照顾孩子的责任；陪伴妻子在天气好的时候，带着孩子一起出门去散散步，晒晒太阳……这些都有助于妻子早日摆脱产后抑郁症的低落情绪。

❸ 季节性抑郁症

　　一提到高发的自杀率，大家就会不由自主地想到日本这样工作压力很大的国家。让我们意想不到的是，像瑞典、挪威这样环境污染不大，全民福利待遇非常好的北欧国家，自杀率也是非常高的。

　　经过专家们的研究，发现在这些国家中，患有"季节性抑郁"的人不在少数。

　　季节性抑郁症又称为"季节情绪失调症"，差不多每年在同一时间发作，常为秋末冬初开始，春末夏初结束。现代医学研究认为，造成季节性抑郁症的病因主要是冬季阳光照射少，人体生物钟不适应日照时间缩短的变化，导致生理节律紊乱和内分泌失调，出现了情绪与精神状态的紊乱。

　　患有季节性抑郁症的人会有抑郁症的常见症状：伤心、焦虑、易怒，对事物兴趣索然、社会活动减少、注意力无法集中。其特有的一些症状包括：嗜睡、糖类需求量增加、食欲旺盛、体重增加。严重者出现自杀念头和行为。

　　大多数的季节性抑郁症患者在一年的大部分时间内都有良好的健康状态，但冬季或者夏季会出现感到忧郁的症状。在热带，季节性抑郁症很少见。但在北纬 30 度以北或者南纬 30 度以南，季节性抑郁症就显著存在了。

　　据研究显示，在美国最东南部的佛罗里达州，1%的人口患季节情绪失调症；在位于东北部的华盛顿特区，此比例为 4%；而在接近北极圈的阿拉斯加，患有季节性情绪失调的人高达 10%。

　　心理学家们发现，光照疗法是治疗季节情绪失调症的有效方法。患者在家中、办公室里多接受自然光线和人工光线的照射,进行散步等户外运动,对治疗季节情绪失调症很有帮助。有的季节性抑郁症患者在坚持光照疗法和适当运动后,2～4天症状就得到改善,两周到四周症状完全消失。

❹ 老年抑郁症

随着老龄化社会的形成,近年来老年抑郁症的发作比率在逐年升高。

很多人上了年纪以后,社会交往的圈子急剧缩小,不仅生理上逐渐衰老,心理上也出现快速衰老的迹象。很多老年人容易产生沮丧的情绪,常常感到孤独、寂寞和无助,对生活缺乏热情,变得性格孤僻、不爱交际,常常有"等死"的念头。

随着年龄的增长,老年人患慢性病的几率也在逐渐增加。每增加一种疾病,都要经过否认期、抑郁期、适应期等几个过程。而且,多服用一种药物,也势必会增加老年人的心理压力和生理负担。此外,老年人的心理防御能力、处理问题的能力和适应能力都在逐渐减退,一旦遭遇打击,悲观绝望程度很重,不容易重拾信心。

这些都是导致老年人患抑郁症的常见原因。

经调查研究,目前65岁以上老年人情绪障碍发病率占12%~25%。老年人患抑郁症后,对忧伤的情绪往往不能很好表达,常用"没有意思,心里难受"等言语来描述自己的感受。

有的老年人出现情绪障碍以后,表现出对外界事物的无动于衷,常否认或掩饰心情不佳,甚至强装笑脸。亲属及熟人也可能意识不到家里的老年人患有严重的情绪障碍,只以为他们的不适是由于"躯体不舒服"造成的。有的老年人,见到医生就会不停地诉说哪里不舒服,躯体不适导致的焦虑完全掩盖了抑郁的情绪;也有的老年人反反复复报怨人们对他不好,以致他人感到无所适从。

患有抑郁症的老年人不但对以往生活的热情和乐趣下降,而且越来越不愿意参加正常的交往,如社交、娱乐活动,甚至闭门独居、疏远亲友。易激惹、固执偏执,常与身边的人因为一些小事发生争执和冲突。精力下降，疲乏无力的重症患者只能终日卧床，事事需要人服侍。

很多患有抑郁症的老年人对自己的评价非常低，认为自己一无是处，自责自罪。甚至不堪忍受抑郁的折磨，自杀念头日趋强烈，以一死求解脱。

值得注意的是，由于老年抑郁症患者的计算力、记忆力、理解和判断力都有所下降，往往会被家人、甚至被医生误判为阿尔茨海默病（老年痴呆症）。

阿尔茨海默病和老年抑郁症有几个显著的区别：

患有阿尔茨海默病的人，在智力方面，记忆力处于下降状态，常常爱丢东西，对自己叫什么名字、年龄多大、家住哪、饿不饿等问题都没有清楚的意识和记忆；在感知觉方面，患者的五官功能逐渐丧失，眼神涣散、耳背、说话不清楚，甚至常常产生幻觉；在身体症状上，最开始的表现是头晕、头痛、手脚发麻等，严重的还会瘫痪，生活不能自理；在认知方面，患者不能认识亲人和熟人的面孔，也可出现自我认识受损，常常对着镜子里自己的影子说话；在计算能力方面，常弄错物品的价格、算错账或付钱错误，最后连最简单的计算也不能完成。

老年抑郁症则表现为情绪低落,觉得生活索然无味、失眠、厌食、注意力无法集中等。常常产生不想拖累别人的念头,甚至想尽早结束自己的生命。

老年抑郁症与其他类型的抑郁症相比,区别在于不仅有明显的情绪障碍,还有更多的身体症状,甚至还患有认知障碍。

在老年人中,独身、兴趣不广泛、身体患有多种疾病、没有独立或固定经济收入的人,是罹患老年抑郁症的高发人群。

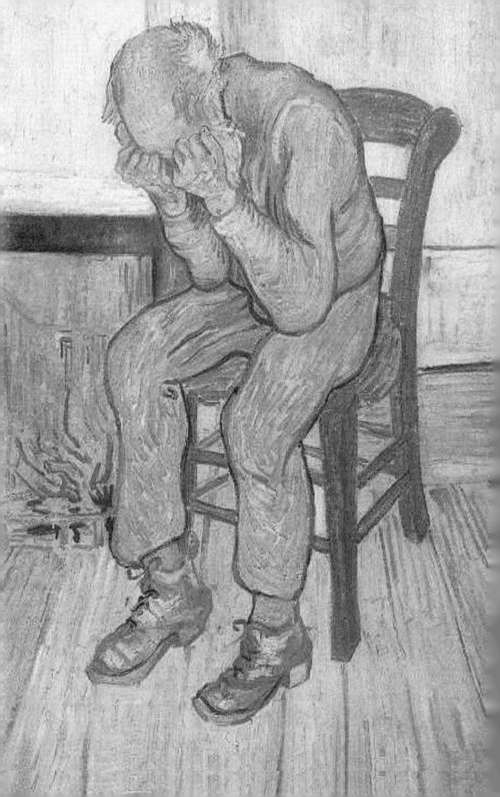

Part 2

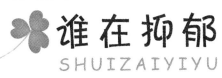

谁在抑郁

SHUIZAIYIYU

一
人们怎么得了抑郁症

"原来抑郁症也有很多不同种类啊。"看完高医生给的资料,小琪和同行的朋友小文感叹道:"那么,现在患抑郁症的人多吗?"

"刚才看到的都是一些常见的抑郁症类型。还有一些较少见的抑郁症类型,比如说'紧张性抑郁症''精神病性抑郁症'等,会出现身体僵直不动、幻觉妄想等症状。"高医生继续介绍,"现在全球范围内,抑郁症的发病率约为11%;据统计,全世界约有3.4亿人患有抑郁症。我国近30年来,抑郁症的发病率提高了50~100倍,抑郁症的发病率约为6.1%。加拿大的一位学者估算,中国的抑郁症患者已达

9000 万以上，可是就诊率不足 10%。"

讲到这里，高医生的神情变得有些严肃。她看了看专注听她讲解的小琪和小文，又轻轻地接着讲下去："抑郁症并不是外来的奢侈品，而是一种危害各国、各种族人群健康的常见病、多发病。它不是有钱阶层酒足饭饱后的无病呻吟，而是广泛地存在于整个社会的各阶层中，无论达官显贵、知识分子还是贩夫走卒，都有可能受到抑郁症的侵袭。它可能出现在各个年龄阶段，导致人们情绪明显而持久的低落。"

听了高医生的话，小琪沉默了片刻，她看了看身边的好朋友小文。小文对小琪的想法心领神会，她问高医生："究竟是什么原因导致人们患上了抑郁症？我们常常听别人说，得抑郁症的人压力大，是不是过重的压力导致了抑郁症呢？"

小琪点点头，她也很想知道这个问题。

"对抑郁症的研究，开始于 20 世纪 60 年代。从精神医学的角度来说，这还是比较短暂的，所以现在对于抑郁症的研究还有不少未解之处。不同国家地区的科学家、心理学家、医学工作者在不同的角度对抑郁症进行研究后发现，确实很多人由于压力而导致抑郁症发作。可是也有很多人在没有常见压力的情况下,也会患上抑郁症。导致抑郁症的因素还是很多的。"说着,高医生又拿出一份资料递给小琪,上面列举了各种引发抑郁症的常见因素。

❶ 压力

人们每天都会遇到这样那样的事儿,既有早上挤不上公交车上班可能会迟到,下午请朋友吃饭点菜不合胃口这样的琐事;也会有经济上的困窘、工作的变动、与重要人物离别等重大问题。

当遇到这些问题以后,大家都会感到有压力吧。如果这些压力出现过多、过于频繁,又不能好好地释放、排解,那么患上抑郁症的危险度就会增加。

那么究竟怎样才算压力过度呢?

一个人血压高不高,测一测就知道了,但是精神上的压力高不高,是没有办法测量出来的。因为每个人感受压力的敏感度和承受压力的能力是不同的。换句话说,让张三烦恼不已难以承受的压力，如果发生在李四身上，可能就是个一般性问题。对压力的感受是因人而异的，我们不能像测量血压、血糖或是胆固醇一样，有个标准的比值来测量压力的高低。

那么有没有什么办法可以大概知道我们究竟承受着多大的压力呢？美国的霍姆斯博士制定了一个压力标准表（社会再适应量表），列举出我们日常生活中所发生的很可能会成为压力要素的事件，并利用适应这些压力状况所需的时间，然后将压力的强度数字化。

序号	生活事件	压力指数
1	配偶死亡	100
2	离婚	73
3	婚姻失败（分居）	65
4	监禁	63
5	家庭亲密成员死亡	63
6	受到伤害或疾病	53
7	结婚	50
8	被解雇	47
9	与配偶重修旧好	45
10	退休	45

11	家庭成员健康状况改变	44
12	怀孕	40
13	性生活障碍	39
14	家庭中新成员的增加	39
15	职务重新调整	39
16	收入状况的改变	38
17	亲密朋友死亡	37
18	改行	36
19	与配偶争吵次数改变	35
20	负债超过一万（美元）	31
21	贷款或契据取消	30
22	工作中职责变化	29
23	子女离家	29
24	吃官司	29
25	个人杰出的成就	28
26	配偶开始或停止工作	26
27	学业的开始或结束	26
28	生活水平的改变	25
29	个人习惯上的修正	24
30	和上司相处不好	23
31	工作时数或工作条件的改变	20
32	搬家	20
33	转校	19

34	娱乐的转变	19
35	教堂活动的改变	19
36	社交活动的改变	18
37	贷款（少于 1 万美元）	17
38	睡眠习惯的改变	16
39	家庭联欢时人数的改变	15
40	饮食习惯的改变	15
41	度假	13
42	过圣诞节	12
43	轻微犯法	11

0~149 分＝没有重大问题

150~199 分＝轻微的健康风险

200~299 分＝中度的健康风险

300 分以上＝严重的健康风险

通过参照上面的表格可以了解到：配偶的死亡带给人们的压力是最大的，其次是离婚和家庭成员的死亡。另外，在职业方面，被解雇和退休的分数也很高。

在实际生活中，仅仅面临一种压力的情况是很少的，很多人往往会同时面对很多种压力，压力的不断累积会给个人健康带来风险。

此外,这个表格还告诉我们,带给我们压力的,并不仅仅只有"坏事",结婚、分娩、升迁等传统意义上的"好事"也会带给我们不小的压力。

人们承受压力产生的情绪变化是因人而异的,但是在一般情况下,精神方面、行为方面和身体方面会发生变化。

精神的变化:

- 会因为琐事而焦躁或发脾气

- 精神紧张

- 因事情不如意而焦虑

- 食欲降低或食欲剧增

- 难以入睡

- 需要很努力才能做到集中精力

- 感到事事不如意而抑郁、悲伤

- 无论做什么都感到乏味

行为的变化

- 吸烟增多或酒量增加

- 对以前所喜欢的电视节目或报纸杂志不感兴趣了

- 不愿意去娱乐、休养、休闲

- 学习、工作或家务劳动的进度、效率降低

身体变化

- 睡了一晚,第二天觉得不解乏

- 感觉肩部或腰部、背部等部位产生疼痛

- 出现头痛或头脑不清

- 出现腹泻或便秘现象

因为压力而患上抑郁症的情况是很多的,所以,解决压力是预防抑郁症的重要途径。可是,要完全避开压力是不可能的,我们首先要把握自己是不是处在压力之下,然后再对照一下,看看自己是不是在压力之下产生了精神、行为和身体等方面的变化。

若要掌控自己的压力状况,需要养成定期检查的习惯,学会释放情绪、放松身体,是可以将抑郁症防患于未然的。

❷ 信息量过剩

有的压力源是显而易见的,有的折磨我们的压力来源

却往往隐匿在我们没有觉察到的地方。

19世纪之前，一个人一生知道的信息量非常有限，能做的社会抉择也非常有限。绝大多数人都在一个地方生老病死，那时的人们感到最大的痛苦就是活生生的离别。在中国源远流长的文化中，从《诗经》到唐诗宋词元曲，"离别""思念""寄情"的描写和感叹都是不变的主题之一。

那时的人们都认识自己的乡邻；可以联姻的对象也在有限的区域和范围之内；虽说可能"海内存知己"，但是一生结识的朋友大体都在自己的阶层和圈子之内，而且数量有限。

随着工业革命的出现，交通运输不断发展，城市也在不断地扩展，人们发现自己获取信息的途径增加了，获取信息的速度也比以前快得多。不仅如此，生活也发生了巨大的改变，报纸、杂志、电影、电视，不断地向人们展示着未知的领域和不一样的生活方式。当信息的获取与获得更多的财富相关联以后，人们开始主动追逐信息。

互联网的到来，让人们进入前所未有的、令人眼花缭乱的信息时代。

你还在为经常收到"你中了二等奖,缴费领奖""你的银行卡被盗请拨打 xxx 电话"这样的诈骗短信而气愤吗?你还在为大量商业广告源源不断地把商务信函或者商务明信片寄到你的工作地址而诧异吗?还在为每天收到大量的垃圾电子邮件,或是喋喋不休的电话推销员而烦恼吗?你还在忍受电视广告的疲劳轰炸吗?你还在拨打电话或发送短信为你心仪的选秀明星"投上宝贵的一票"吗……

你远远低估了信息对自己的情绪、行为、习惯和生活方式的影响了!

"互联网上应有尽有,互联网是人类知识智慧的海洋!如果不上网就落后于这个时代了!"这,是 10 年前的观点。

现在这 10 年,在世界及中国范围内,门户网站批量崛起;智能手机、平板电脑普及;各种移动终端盛行,微博、微信时代以摧枯拉朽的速度挺进我们生活的细微之中。

信息技术的飞速发展,特别是互联网的迅速普及,使得信息采集与信息传播的速度和规模达到空前水平。全球印刷信息的生产量每五年翻一番,现在《纽约时报》一周的信息量就相当于 17 世纪学者毕生所能接触到的信息量总和。

近 30 年来，人类生产的信息已超过过去 5000 年的信息生产总和。

我们现在一天能接收到的信息量超过古人一年、甚至一生所接收的信息。

你想与人联系吗？除了写信、打电话的方式以外，Facebook、Twitter、腾讯 QQ、微博、微信、人人网、豆瓣网、开心网等社交网络，可以帮助你真正实现"天涯若比邻"的梦想，无论新友故交，甚至远在地球那端的陌生人，都可以立刻笑容可掬地出现在你面前屏幕上，你们可以在瞬间倾诉思念之情，交流想法、动态，交换书籍、音乐、电影……

庞大的"朋友群"可以在短短的时间内交流上千条信息，个人在一个社交网站上就可能拥有 1000 人以上的"朋友"，这些朋友也许终身不见面，但是他们时时刻刻能够向你传递信息，切入你的生活。当你打开你的微博、微信，你立刻可以知道你的朋友们现在吃着什么、玩着什么，他们做着什么样的养生保健、喝着什么样的"心灵鸡汤"……如果这还不够，你只需拿起你的手机"摇一摇"，强大的互联网立刻可以把一个与你的要求相匹配的陌生人送到你的面前，成为你信息网络中的一员……

你想了解最新最快的新闻资讯吗？不必买报纸看电视，你只需拿出你的智能手机，随便点开一个新闻类应用软件，每分钟都有成千上万条新闻等着你浏览——国际国内时政、军事体育、财经旅游、娱乐时尚……分分钟不停刷新滚动。若想知道自己的邻居姓甚名谁、长得高矮胖瘦，恐怕有些困难，但是了解林志玲的三围数据、贝克汉姆的左膀右臂是否增加新的纹身并且有什么深刻含义，却是手到擒来易如反掌。

你想购物吗？不必出门逛来逛去费力劳神了。淘宝、亚马逊、京东等购物网站的出现，使你小到针线、饮料、尿不湿，大到家电、家具、汽车、房子，都可以在线购买。仅在"淘宝"一家购物网站上，就有超过 3 亿种商品随时在线供应，每天商品信息变化量近 1000 万。

你想吃饭吗？如果对周边的小饭馆已经审美疲劳吃腻了，拿起手机点击生活服务团购网站可以在几秒钟内搜索到全城最优惠的美食，并且可以让你在网上查看到几百家、几千家甚至上万家饭店的信息；有几十至上万人争先恐后地告诉你哪家好吃,哪家服务质量不高等信息。

你想看电影电视剧吗?只要你手持可连接网络的电脑、智能手机、平板电脑等,你会发现在网络上,一家视频网站就可以随时搜索到 5 万部以上港台制作、10 万部以上内地制作以及 4 万部以上海外制作的影视剧作品。

你想找工作、跳槽吗?招聘网站随时可以为你提供近 5 万个可选择的信息。

你想找个人谈恋爱、步入婚姻的殿堂吗?除了青梅竹马、同学同事、介绍相亲等传统途径以外,只要你成为婚恋网站的会员,他们立刻会为你提供 20～300 个数量不等的会员信息,供你选择。

你想查找资料吗?目前 Internet 上的主页已达到 2 亿页,并正在以每天 12 万页、近 2500 万单词的速度递增。

……

网络带动各种信息,渗透了我们生活的方方面面。可是——

你真的可以与上千人保持联络,倾心交谈,交换信息吗?

你真的需要每时每刻了解朋友的吃住行玩的信息吗？

当你时时都了解发生在各地的事情，你就充当渊博了吗？

当你买一双袜子、两双鞋、三件衣服的时候，在数万种甚至数十万种商品信息中反复挑选、比对的疲劳程度和意志力消耗程度会不会比逛街更甚呢？

当你在网络上随心所欲地连续看了三部电影或是十几集电视连续剧的时候，有没有以透支健康作为代价呢？

当你觉得换一份工作比吃到新鲜的大白菜还容易的时候，有没有考虑过自己对新的工作、新的环境、新的人际关系的适应能力呢？

当可以选择的婚恋对象多得令人眼花缭乱的时候，会不会反而失去确定感呢？

在享受上网查资料的便捷时，会不会情不自禁打开几封并没有什么用处的垃圾电子邮件，或者是和社交网站的朋友天南海北地聊了聊，接着又上购物网站看了看呢？

这还只是互联网带给我们的信息。此外，全世界每年出版近 70 万种期刊，60 余万种新书，登记 40 多万项专利，新增期刊近万种……这一切和互联网一起,向你源源不断地输出层出不穷的新观点;900多万个电视台、几十万个微波通讯塔、几万个雷达站、30多万个民用电台,以及随时在增加的移动电话和终端电脑时刻提醒你注意全球任一个角落发生的大事件。不止有新闻、调查、数据、分析、广告通行世界,更有预言、传言、流言与谣言招摇过市。

当信息积累得越来越多,它就不仅仅只是膨胀,而且已经成为一种污染了。这些过量的信息,如烟尘一般,不知不觉挤占了我们空闲时间,甚至挤占了学习、工作和正常生活的时间,阻塞了我们必需的思考,它四处弥漫、无所不在。

据统计,在工作中,一个美国职员平均每人每天要处理的信息数量高达190条,英国人是169条。其中包括48个电话、23封电子邮件、11封语音邮件、20封普通信件、15则备忘录、11个传真、13条短信及8个移动电话。而在这样信息过剩的海洋里,美国、日本近年来的信息吸收率仅为10%左右。

不仅完全吸收信息很难,就是对铺天盖地的信息加以选择性吸收,也是非常困难的。如果你没有根据需要对信息加以选择，也许你就会陷入消极之中，从而影响到你的所思、所感、所为。这会使你急于追赶当今发生的事情，然而每时每刻都有十几件、几十件甚至是上百件事在你身边同时发生，想要追赶上它们几乎是不可能的事情。你的生活会因此充满压力。

过量的信息成为隐匿着的、折磨我们压力源。

蜂拥而来的信息瞬息万变，纷纭繁杂，如万炮齐鸣向我们轰来，信息爆炸成了脑袋爆炸，不少人因此而疲惫不堪、头昏脑涨。于是紧张不安，于是烦躁疲倦，于是压抑沮丧，于是恍惚忧虑，于是性格孤僻，于是喜怒无常，于是思维判断力下降……

斯坦福大学教授凯利·麦格尼格尔在《自控力》一书中写道："疲惫不是一种身体反应，而是一种感觉，一种情绪。"每天主动或被动地接受了过量的信息，会很快耗竭人们的意志力，导致人们心理上的疲惫。而疲惫，是大脑的某种反应，好让我们停下来。当一个人心理上的疲惫累积到一定程度以后，就会对生活失去"我想要"的力量，导致"快感缺乏"，进而失去了动力，耗尽了希望。

很多人对过量信息应接不暇，手足无措，只能消极被动地陷入抑郁之中。

此外，人们每天吸收的大量信息中，包含很多负面新闻。电视、报纸、网络等媒体以及博客、微博、微信、论坛、BBS等自媒体中，充斥着无数令受众震惊或悲哀的新闻。我们生活在一个轻而易举获取信息的时代，以致我们往往感到自己是生活在一个充满着各种不安全、不幸福甚至是没有希望的时代里。

例如，一架飞机失事了，面对这一恐怖的事实，我们会不停关注新闻的连续报道：调查人员是如何搜寻飞机残骸的、悲剧的背后潜藏着怎样的内幕、遇难者家属是多么的痛不欲生、有关事项是怎么处理的……

媒体为了获取更多的关注，会千方百计地深入挖掘令人恐惧的事实。当我们被飞机事故的新闻重重包围的时候，很多人对以飞机出行的方式产生了精神压力，头脑中不断出现悲观的画面。一架飞机出事了，可是数百万架次的飞机都能安全地起飞下降，并且随着航空安全技术的不断进步，航空死亡率每年都在下降……这些新闻，却不是媒体感兴趣的内容，没有一家媒体会连篇累牍地报道每天世界上其他飞机是如何安全起降飞行的，因为这些内容满足不了读者的好奇心，也无法吸引到更多的广告主。

美国的人生励志导师史蒂夫·钱德勒曾经为一家日报社工作，他这样描述："编辑们会挖空心思，在全国甚至全世界范围内，搜罗最粗俗不堪和耸人听闻的故事来吸引眼球。为了让报纸的头条足够醒目，他们会不厌其烦地翻阅各种专线报道，看看其他州是否发生了足以上头版头条的恶性事件。如果实在没有溺水身亡的事情可以报道，他们会极不情愿地刊登一则某人差点溺水身亡的消息。"

媒体的做法无可厚非，他们没有违背任何伦理道德，坏消息满足了大众的知情权，坏消息可以让人趋利避害，对生活保持警惕性。但是真实的生活并非只有坏消息，如果总是以媒体提供的悲观、粗俗、负面的信息来影响我们的社会、我们的生活、我们周边的人事物，那么我们对生活的认知就会被严重扭曲，陷入深深的悲观之中。

美国著名心理学家马丁·塞利格曼（幸福心理学的提出者，1998 年当选为美国心理学会主席）提出过"习得性无助"的理论,指有机体经历了某种学习以后,在情感、认知和行为上表现出消极的特殊心理状态,从而认为"自己的行动没有成果""自己无论做什么都白搭"而失去干劲。当一个人整日沉浸在过量信息尤其是负面信息的压力之中,往往会觉得生活如此黯淡,凭借个人力量不能进行控制,因而会逐渐变得意志消沉而导致抑郁症的发作。

❸ 脑内功能性失调

抑郁症不是由于大脑的器质性病变引起的,而是由于大脑内部的神经传递物质失去了平衡引起的。

如同一家公司有销售部、后勤处、人力资源管理部门等不同的工作部门一样,我们的脑神经细胞也分为"观察事物""看见事物""理解语言""感知情绪"等不同类型。

我们的大脑内部有 1000 亿个以上的脑神经细胞存在,这些脑神经细胞错综复杂地联合成了一个网络。当大脑发出指令的时候,通过脑神经细胞向遍布人体的神经系统发送指令信息;当我们身体感知到外在刺激和内在刺激的时候, 神经系统又通过脑神经细胞向大脑输送信息。

虽然我们的大脑内有多达 1000 亿个脑神经细胞, 但是因为一个脑神经细胞和另外一个脑神经细胞之间有极其细小的缝隙 (突触间隙), 所以并不能直接传递信号, 而是需要通过神经细胞缝隙里的神经传递物质在中间移动, 以极其微弱的神经电信号的方式来传递信息。

这就好比神经细胞 A 向神经细胞 B 快递了一件东西, 中间得通过"神经传递物质"这家"快递公司"的传递, 神经细胞 B 才能收到神经细胞 A 寄来的信息。目前, "神经传递物质快递公司"里, 人们发现有五羟色胺、去甲肾上腺素、多巴胺、伽马氨基丁酸和乙酰胆碱这几位"主要职员"跟快乐情绪和抑郁问题有关系。

下面让我们来看看"神经传递物质快递公司"里的这几员大将各有什么本领：

五羟色胺　这是出现行为过激、面临危险时, 起着为行动"刹车"作用的神经传递物质。它是一种能产生愉悦情绪的信使, 几乎影响到大脑活动的每一个方面。从调节情绪、精力、记忆力到塑造人生观, 都会受到它的影响。当一个人脑部的五羟色胺数量不足时,会引起焦虑的情绪,感到焦虑感增强,食欲和睡眠状况出现问题。五羟色胺水平较低的人群更容易发生抑郁、酗酒、自杀、冲动行为、攻击以及暴力行为。

去甲肾上腺素　这是维持已经开始的行动、提高行动效率的神经传递物质。它既是一种神经传递物质,也是一种激素,参与觉醒、意识、情感、食欲、肌张力等方面的活动。当一个人感到有危险存在的时候,身体就会大量释放去甲肾上腺素,以提高自律神经的活动能力;如果去甲肾上腺素在身体中数量不足时,人的欲望就会降低;当去甲肾上腺素的功能过高时,则会出现躁狂症。

多巴胺　担负着鼓劲、提供行动机会和任务的神经传递物质。多巴胺具有多种机能,可以影响一个人的情绪,特别是与快乐有关的情绪。

伽马氨基丁酸　是中枢神经系统中很重要的抑制性神经传递物质,具有极其重要的生理功能。它促进脑的活化性、抗疲劳、提高人的灵敏度,可以让亢奋的脑细胞休息。人体内的伽马氨基丁酸一旦不足时,就会产生焦虑、不安、疲惫、失眠、多梦、不耐疼痛、抵抗力低下等症状。据科学研究，一般处于高压力的人群，很容易缺乏伽马氨基丁酸。

乙酰胆碱　早在 1914 年，人们就发现乙酰胆碱的存在，这是最早被发现的神经传递物质，它与记忆力有密切的关系。人的脑组织有大量的乙酰胆碱，但是它会随着年龄的增加、过度劳累、嗜酒等问题而降低。

了解了这些神经传递物质的特点、功能以后，我们可以知道它们如同勤勤恳恳的"快递员"，不停漂移在脑神经细胞的突触间隙里，不断把脑神经细胞 A 的信息传递给脑神经细胞 B，把脑神经细胞 C 的信息传递给脑神经细胞 D……可是如果这些"快递员"的工作出现了混乱，甚至有的"快递员"消极怠工，不好好工作，那么神经细胞之间的信息，特别是关于快乐情绪的信息，就无法正常传递，人自然而然就会感到疲惫、饮食睡眠出现问题、情绪低落抑郁等症状。

关于抑郁症的其中一个原因是"患者的脑内出现了某些功能性失调"的观点，已经在很多精神科专业医生当中达成了共识。但是很多心理学方面的专家认为由神经传递物质引起的脑内功能性失调只能是一种假说,随着磁共振成像技术和正电子发射断层显像等技术的不断发展,很多研究者发现了脑部的其他一些问题。比如说抑郁症患者整个脑的血流量和葡萄糖的消耗量都有所降低;还有的研究报告显示,抑郁症患者脑内的海马体的容量比健康人少,海马体以外的部位也发生了一些改变。

　　此外,日本最新的一项研究表明,大量饮酒会使神经传递物质枯竭,酒精对抑郁症的影响恶劣。在已经患有抑郁症、大脑神经传递物质不足的情况下,如果饮酒,神经传递物质会进一步减少,心情会更加消沉。很多抑郁症患者,尤其是老年抑郁症患者,在家里闭门不出的情况比较多,很多因为失眠、情绪低落等原因,晚上在家借酒消愁,导致抑郁症进一步恶化,极易诱发自杀。所以,抑郁症患者应该避免饮酒。

❹ 身体疾病

　　有些身体疾病也会给脑的功能带来恶劣的影响,从而导致抑郁状态。这种抑郁状态不能称为严格意义上的抑郁症，但是属于器质性精神障碍。

有可能导致抑郁精神状态的身体因素是罹患了病情迅速恶化的病症，例如癌症、脑卒中等恶性疾病。如果这些患者过去得过抑郁症、现有的身体疼痛得不到控制、性格偏神经质，并且缺少周围的人支持，那么这些恶性疾病的患者很容易罹患抑郁症。

有研究表明，癌症患者患抑郁症的几率为 5%～10%；发生过心肌梗死的人约有两成表现出明显的抑郁状态，其中有很多人虽然不能诊断为严格意义上的抑郁症，但是他们仍然显示出需要和抑郁症患者一样的治疗和护理。

❺ 性格因素

我们在前面讨论了一些可能导致抑郁症的因素，目前来看，很多抑郁症患者都有压力过大的问题存在，但并不是每一个压力过大的人都得了抑郁症。为什么在同样的情况下有的人会得抑郁症，而有的人则不会呢？

早在 1921 年,德国的精神科医生恩斯特·克雷奇默将精神病人的体格类型分为"瘦长型""矮胖型"和"强壮型"三类,而且还将气质类型分为"分裂气质""躁郁气质"和"黏着气质"三种。克雷奇默认为,体型与病人所患的精神类疾病密切相关。在他的理论中,瘦长型的人可能会较多地出现精神分裂症,矮胖型的人可能会较多地出现躁狂抑郁症,强壮型的人可能会比较多地出现癫痫。

到了 1960 年,在克雷奇默的研究基础上,德国精神病理学家胡贝图斯·特伦巴赫提出"抑郁型人格"这样一个概念。不久前,日本精神科医生下田光造提出了"执著性格"的概念。

如今,抑郁型人格以及执著性格被理解为易患抑郁症的性格,关于这个问题,许多专业医生进行了进一步的研究,发现很多抑郁症患者具有一种独特的性格倾向。比如说具有过于认真、顽固、循规蹈矩、神经质、适应力欠缺、易在精神上受挫、遇事容易向悲观的方面联想等,这些就是所谓"抑郁型性格"特征。

常见的"抑郁型性格"导致的"悲观思维"有以下几种

类型：

"缺乏根据地推测"型

李武大学毕业后，来到一所高中工作，和他一起进校当老师的还有张强。李武很想快速地融入教学工作中，他在QQ上建立了一个"工作群"，希望能有更多的机会和同事讨论教学上的问题。可是由于工作繁忙，再加上有的年纪稍大的老师不习惯在QQ上闲聊，所以几乎没有人在这个"群"里发言。

平时下课了以后，张强经常在办公室里和一些富有工作经验的教师一起探讨教学问题、研究教学安排。看着张强和大家在办公室里热烈地讨论，联想到自己建立的"工作群"冷冷清清的场面，李武没有加入大家的讨论，觉得自己被大家孤立和排挤了。他情绪低落，非常难过，慢慢地，为了避免"惹人讨厌"，他关闭了"工作群"，也刻意避免和其他人交流。第一学期期末考试后，李武所教的班级成绩平平，他非常失落，觉得大家肯定更瞧不起自己了，整天郁郁寡欢。

具有"缺乏根据地推测"型悲观思维的人，往往根据很

片面的一点,就推测整个问题和情况,容易悲观沮丧,情绪
低落。

"极端地一般化"型

小美是一名初中二年级的学生,个性张扬,喜欢穿着打
扮。有一天上课,小美对老师的着装品位提出了意见,老师
并不同意小美的说法,当着全班同学的面反驳了小美的观
点。同学们哄堂大笑,议论纷纷。

小美觉得自己受到了"天大的羞辱",她回到家里,拒
绝再去上学。无论父母、班主任怎样劝说和协调都不行。
无奈之下,父母提出给小美转学,换换环境。可是小美依然
不去上学,认为"天下乌鸦一般黑""哪里的老师都一样"、
"我天生不适合上学"……

"极端地一般化"型的人,往往根据一件特殊的事情,
进行扩大化、全范围地否认。比如说,生活中很多女性由于
一次失败的恋情或失败的婚姻,就认为"男人没有一个好东
西",也是一种"极端地一般化"的悲观思维。

"完美主义倾向"型

小赵是一家外贸公司的销售人员,他在公司内销售业

绩一直排名第一。在今年的第一季度，小赵的销售额是 30
万元，根据以往的经验，他预计第二季度的销售额为 35 万
左右。由于种种原因，第二季度的销售并未达到预期，只比
第一季度好一点点，接近 32 万，在公司内的业绩排名下滑
至第五。由于没有达成自己的目标，小赵心情灰暗，对自己
一再否定，觉得就算是业绩有所增长，但是没有达到理想的
目标，也是一种失败！

这种具有完美主义倾向的人，过于执着于自己的高标
准、高目标，哪怕差一点点都不行，不仅自己生活会很累，也
让身边的人觉得累。

"对负面因素夸大评价"型（也称"对正面因素过低评
价"型）

王经理管理着一家连锁餐饮公司的 A 区门店，由于管
理得当，生意不错。总公司决定安排王经理在 B 区拓展市
场，开设连锁分店。受供货问题、客户认知度不高等原因的
影响，B 区连锁店的生意一直不尽如人意。

尽管 B 区新店的生意还需要一定的时间才能步入正
轨，A 店的生意也有条不紊地开展着，但是王经理总觉得自

己是个失败者,他整日为 B 店忧愁焦虑,吃不下睡不着。

对待工作、生活上的事情,确实不应该盲目乐观,可是总是无视自己的优势所在,竭力夸大工作和生活中的负面因素,也是一种不合理的悲观情绪。

"过度自责"型

小晴是个性格内向的人。在她小时候,父母常常吵架。每次吵完,母亲总是抱着小晴失声痛哭,一边痛诉父亲的"混账",一边对小晴说:"要不是因为你,我早就不想忍受下去了……"而父亲也不甘示弱,常常对小晴母亲吼道:"谁和你结婚简直是倒了八辈子的霉!要不是因为孩子,早和你离婚一百次了!"

在内心深处,幼小的小晴并不希望父母离婚,每次看到父母不断争吵、不断诉苦、不断推卸责任,她总认为"都是自己的错,父母才这样痛苦地生活在一起""自己拖累了父母"。长大以后,小晴的朋友不多,每次遇到问题,她总是束手无策、不断地内疚自责,总觉得很多事情都是自己的错,自己给很多人带来了不幸……

有些怯懦的人,总是无理由地认为自己不好,过度自责，把与自己毫无关联的责任都承担起来。

"两极化思维"型

在不久以前，中日两国出现"钓鱼岛争端"，在国内出现了一股"抵制日货"的热潮，很多中国人以不购买日本产商品的方式来表达自己的对本国民族工业的支持。但是在国内出现了非常极端的一群人，他们在街头打砸无辜群众的日系汽车、烧毁出售日本产商品的商店，甚至殴打在华的日本人……

日本政客的错误认知和错误言论，并不代表"日本人没一个好东西""日本产的商品一定要滚出中国"，这种"不是黑就是白""不是成功就是失败""不是100分就是0分""不是朋友就是敌人"的观点，属于"两极化思维"。

关于"是好国还是坏国"的想法，容易让人失去客观平衡而只偏重某一点，从而导致无法看透事物的本质，我们的生活，除了"黑"和"白"，还有灰色的过渡地带。

很多人因为被朋友批评了几句，就感到"被背叛了""不值得做朋友""恩断义绝"；有的人，被上司指责以后，就一心认定"肯定要被开除"而忧心忡忡……

"两极化思维"方式,容易导致抑郁人格,增大患抑郁症的风险。

"灾难化思维"型

当丈夫因为"外遇"提出离婚的要求时,28岁的王芳惊呆了。她从来没想过"离婚这么可怕的事情"居然会发生在自己身上!她觉得简直是天都要塌下来了,于是她不顾尊严苦苦哀求丈夫,甚至去苦苦哀求第三者。经过一年多的纠缠,最终还是离婚了。王芳离婚以后住在娘家,家里还有一个没有出嫁的妹妹。王芳总觉得"因为自己离婚,给父母带来了莫大的羞辱""一家人都在亲戚面前抬不起头来""妹妹也受自己牵连,找不到好婆家"。她整天以泪洗面、郁郁寡欢,觉得自己是一个彻头彻尾的失败者。

在单位,王芳变得越来越孤僻,几乎不与任何人交流往来。无论谁关心地询问王芳,她都"咬紧牙"只字不提婚姻问题,认为这是极其羞辱的一件事,如果让同事知道了,"自己在单位再也没脸见人了""混不下去了"。

具有"灾难化思维"的人,只通过某一件事,就相信已经发生或即将发生的事情如此的糟糕和令人难以忍受。只是一个小小的失败，也会觉得"我已经完了"。他们无法用发展的正确眼光看待问题，遇到问题难以承受。"灾难性思维"的人容易进入崩溃状态，一发不可收拾，从而导致悲观的抑郁情绪产生。

以上几种悲观情绪，是"抑郁型性格"常有的特征。当然，一个正常人也偶尔会陷入悲观的情绪之中，此时，看事看物也容易得出悲观的结论。但是，正常人在得到良好的休息，周围人的支持和帮助，以及情绪转换以后，会恢复正常思维，能够摆脱暂时性的悲观想法，步入正常的生活轨迹。

而抑郁症患者循环往复的悲观思维会一直反反复复下去，甚至对生活失去信心，在悲观中选择结束自己的生命。很多抑郁症患者会在困扰与忧郁的情绪和不断的自责中，形成悲观情绪；受悲观情绪的影响，往往会得出"困难重重""非常糟糕""没有希望了""归根到底怎样也不行"这种类型的悲观结论和观点；这些观点又反过来推波助澜，让悲观的情绪变本加厉……悲观情绪和悲观结论互为因果，恶性循环。

那么"抑郁型性格"是如何形成的呢？在世界范围内众说纷纭，其中比较有特色的，是哈佛大学研究员、日本知名心理学家加藤谛三的理论。

加藤博士认为：当一个人在幼年的时候，就需要察言观色，无法满足撒娇欲，那么他不会在内心形成安全感。那些特别乖巧的、常常因为帮助大人干活而受到表扬的"好孩子"，其实在内心深处总有一种可能被抛弃的不安全感。一直无法向大人撒娇的孩子，多数会成为过分认真的大人，因为在他的认知之中，唯有处处认真，他人才可能喜欢自己。这样的人，会失去"活着"的确定感，过分在意规则，无论处理任何事情都有"必须怎样怎样"的想法，缺乏处理问题的弹性。

在生活的重重压力下，这样的人会觉得生存是一项特别艰辛的事情，甚至艰辛到无计可施的地步，于是陷入深深的抑郁情绪之中。他们把真实的自我基本上排除在意识之外，只将很小的那一部分真实存在的自我，当成了全部的自我。不论是在吃东西，还是行走，或者只是单纯地站着，这些人都把自己的行为视为"不被承认的存在"。吃东西也好，行走也好，都与自己无关，这些事情都不在"自我体系"之中。

　　在《我们为何如此不安》一书中，加藤博士写道："明明寂寞却不被允许寂寞的人，是没有办法得救的。他们到最后会对人生本身失去兴趣，对任何事物都丧失兴趣。他们唯一拥有的就是'倦怠'。到了最后，就连恐惧都无法影响他们，他们的能量全部消耗殆尽，只剩下'倦怠'而已"。

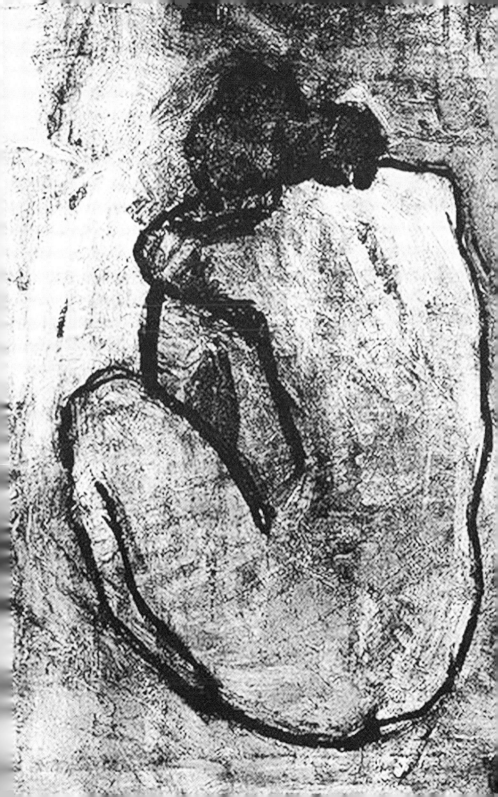

二
如何与抑郁症患者交往

看完这些资料，小琪和小文都陷入回忆和沉思之中。高医生静静地看着她们，静静地陪伴着她们。

过了好一会，小琪鼓足勇气问："高医生，我刚才看了这些介绍，抑郁症跟脑部神经传递物质的失调有关，那么不是简单地回家休养一下就能慢慢恢复的，是吗？"

"是的，"高医生继续耐心地解答，"抑郁症的类型很多，导致抑郁症的原因也是多种多样的。每种抑郁症的治疗方法都不尽相同。但是治疗抑郁症的主要方法是休养、药物疗法和精神疗法三种。在药物治疗方面，近年来，全世界的抑郁症专科医生针对抑郁症的治疗进行的研究、交流非常活跃,以临床实例为基础制定了一套行之有效的治疗程序。"

"休养?"小文问,"那小琪需要请一段时间的假了?"

高医生回答道:"是的。刚才我们了解到,抑郁症的治疗是因患者而异的,但有一项是共通的——患者应该注重生活质量,尤其要重视休息。

"'重视休息'不仅仅局限在抑郁症的治疗中,其实无论我们患有哪种疾病,'休息'都是一种'治疗',只有与休息相配合,其他的治疗手段才能发挥更好的效力。

"抑郁症患者常常处于精神能量匮乏、身体再努力也无济于事的状态。就好比一辆车的发动系统出了问题,不能自由地行驶,人为地推着车子前行,是非常费力、非常痛苦的事情。抑郁症患者并非什么也不能做、什么也做不了,只是由于精神能量匮乏导致效率降低,不能如平常一样进行工作、学习和活动。为了避免带来更多的挫折感、无用感、自我价值感丧失等情绪,抑郁症患者必须尽可能地休养,努力保存能量。

"在抑郁症的治疗方面,休养是不可或缺的,但不是只要进行休养，抑郁症就会痊愈了。因为患者的脑内发生了功能性失调，因此，使用可以改善大脑的功能性失调、减轻抑郁症状的抗抑郁药物是治疗抑郁症的关键所在。"

在高医生的诊疗和指导下，小琪带着抗抑郁药物，和小文一起离开了医院。

四个星期过去了。经过一段时间的药物治疗以后，小琪到高医生那里复诊。小琪的妈妈和小文陪着她一同来到医院。高医生确认小琪正在服用的抗抑郁药物的剂量是合理的，对小琪的症状有所改善，并且提出在继续休养、按时按量服药的基础上，小琪还应该接受心理咨询治疗。

"为什么还要接受心理治疗呢?"小琪妈妈不解地问道。

"是这样的，"高医生一如既往地做着耐心而详尽的解答，"药物治疗只是整个抑郁症治疗中的一部分，药物能缓解身体上的不适症状，但是并不能治疗真正导致诱发抑郁症的根本原因。富有经验的心理治疗师可以帮助抑郁症患者发现自己究竟被什么样的思维模式所束缚而感到痛苦，从而学习掌握新的思维模式、行动方式、情感应对方式，并且付诸行动。对于抑郁症患者来说,药物疗法和精神疗法,如同两只翅膀,帮助抑郁症患者'飞回'正常的工作、学习和生活中,缺一不可。"

根据小琪的具体情况,高医生向她推荐了在治疗抑郁症方面富有经验的心理医生何华。

何医生是一名40岁出头的中年男子,中等个子,剪着短短的头发,带着一副方形眼镜,说话的声音温和而醇厚。经过初步的交谈,何医生了解了小琪的一些情况,小琪与何医生预约了正式心理治疗的时间。

"小琪加油!争取早日康复,回到公司的团体中,大家都很关心你,等着你归队呢!"小文高兴地为小琪打气。

"小琪,遇到这么好的医生,只要你好好配合治疗,妈妈相信你一定会很快好起来的!"小琪妈妈也情不自禁地鼓励女儿。

奇怪的是,听到小文和妈妈的加油打气,小琪似乎并没有受到积极力量的感染,她轻轻地皱了一下眉,想说什么,却又欲言又止……

看到小琪的反应，何医生让妈妈陪着小琪先去一旁休息，小文留下来。

"何医生，你有什么话要我转达给小琪妈妈，是吗？"小文问道。

"小文，你和小琪是最好的朋友吧？"何医生温和地问。

"嗯，是的，"小文回想起过去的时光："我和小琪是高中同学，我们两家住得很近。高考时我们考上了同一所大学的不同专业，我们俩感情可好了，后来毕业也一起在同一家公司上班，现在我们是同事，在不同部门工作。"

看到何医生面带微笑地倾听着，小文受到了鼓舞，继续说下去："小琪一直是我最好的朋友，我的性格比较外向，有时候大大咧咧的；而小琪总喜欢替别人着想，有时候不惜委屈自己也要让别人满意……唉，想不到她这么好的人，居然会得抑郁症！虽然说抑郁症患者不分年龄阶层，但是我真心希望她能打败这个病，赶快好起来。"

"嗯，我们每个关心小琪的人都希望她赶快好起来"，何医生说道："可是，像刚才那样对抑郁症患者说一些'加油啊''打起精神来''希望你赶快恢复健康'这样的话，不仅不利于抑郁症的恢复,可能还会加重他们的心理负担。"

"啊?! 原来是这样啊!"小文这次算是"长知识"了。

英国首相丘吉尔曾经将心中的抑郁比喻成"黑狗",他认为心中的黑狗无时无刻虎视眈眈地威胁着他。

抑郁的情绪确实像一只凶猛的动物,一旦咬住了人,绝不轻易放开。但是,它也有松口的时候,或许只是一会儿,给人一点喘息的时间。人们总是严阵以待地与"黑狗"对峙着,害怕它饱含恶意地扑上来。有时候它会假装离开,换一个地方,安静地潜伏在某个角落,在人最没有戒心的时候,跑出来狠狠地咬上一口。

但是,猛兽也可以被驯服,或者一起和平相处。人们常常以为抑郁只有一种类型,其实并非如此。所有类型的抑郁都有一个共同的特点——让人深陷痛苦之中。人们通常善于隐藏心中的忧郁或沮丧,将它埋在心中最深最暗的地方,不愿让其他人看见,生怕一旦表达了心中真正的感觉——羞愧、恐惧、无力感,就会遭人取笑。很多人拼命掩盖着这一切,认为不快乐都是自己的错,是自己该做一些事,可是没有做,或是不该做一些事而做了,因此,不快乐是应受的惩罚。

如果你用这一点去问任何一个抑郁症患者,什么是他们情绪的真相,他们中的很多人一定含泪说出真相:"是的,就是那样,即使我觉得不快乐,我也不敢对任何人说。"

一位抑郁症患者这样描绘自己的生活——

"每天半夜或者早上醒来,我就会在心里想:'天啊,又得熬过一天,唉!'"

"我艰难地撑起沉重的身体,心中依旧充满焦虑恐惧。虽然窗外阳光普照,但是我的生活只有灰色、灰色……又是一个黯淡无趣的一天,没有食欲,没有快乐,只有坚持不肯离开的痛苦缠绕着我。我知道我的肉体没有受伤,但是却相当地疼痛,真的很疼!"

"把一只脚放到另外一只脚的面前,跨出一步,是多么困难啊!谁能够理解这样的感受呢?尽管这样,每当有人问'你的脸色看起来不太对劲,还好吧'的时候,我还是会尽量克制,面无表情地说'还好,谢谢!'"

"或许我最不愿意听到的,不是别人好奇地询问,而是

对方会静静地听我倾诉,听完以后,用高昂的语气对我说:
'好了,你已经发泄过了,现在振作起来,开始新的生活吧!'"

孔惠今年 40 多岁,是一名幼儿园老师。她出现失眠、情绪低落已经 3 个多月了,在丈夫的陪伴下,她来到医院的内科,希望能在失眠的问题上得到治疗。内科医生给她开了一些安定类药物。可是服用药物近两个月,药量不断增加,药效却越来越不明显,孔惠的失眠问题没有丝毫好转,她变得越来越焦虑,经常无缘由地痛苦流泪。当内科医生建议孔惠去看看精神科的时候,丈夫和孔惠同时断然拒绝了,他们觉得精神科是"变态""精神病""妄想症"之类的人去的地方,"我只是失眠,又没有发神经病,干吗要去精神科那里看病!"

经过内科医生的再三解释,孔惠还是没有到精神科去做检查。半个月以后,孔惠实在不堪忍受痛苦,产生了自杀的念头。这时,丈夫把她送到医院的精神科,确诊为抑郁症,需要住院治疗。孔惠的丈夫去她的单位向领导请假,领导关切地询问孔惠是什么病症，丈夫不敢说她患有抑郁症，在精神科治疗，生怕别人觉得孔惠"要疯了"，只是支支吾吾地说是与更年期综合征有关的疾病。

多么奇怪的现象啊！当我们的肉体出现问题时，我们可以大大方方地告诉别人，但是当心灵上出现问题时，却连一个字都不想透露，将羞耻感、失落感、压抑感、孤独绝望感深深埋藏在自己的心中。

很多抑郁症患者根本不知道有"抑郁症"这种病症的存在，当他们持续地出现疲惫与失眠、情绪低落与厌食等症状的时候，他们一般抱持着"再忍耐一下，很快就会过去的""可能还有几天就好了"这样的想法，当别人，尤其是工作伙伴询问的时候，他们对自己身体的症状只字不提。最后因痛苦不堪无法忍受而想去治疗的时候，也不知道应该到医院的哪一科进行诊断治疗。

在国内，有的抑郁症患者出现症状以后，因为不具备与抑郁症相关的知识，以为自己属于"亚健康状态"，一直苦苦前熬着；有的抑郁症患者会和孔惠一样，因为身体症状，如失眠、乏力、食欲丧失、情绪躁狂或抑郁等症状到医院的内科、外科做检查,但是目前国内很多内外科的医生并不具备治疗情绪障碍、精神障碍的能力。在国外,不少抑郁症患者在除了忍耐、到内外科检查以外,也会向神职人员或心理咨询师求助。目前在中国,患有抑郁症得到治疗的人不足10%,在美国,这一比例大约为40%。

由于发病率较高,抑郁症或许可能会出现在我们的亲人、朋友、同事、恋人等亲近的人身上。如果身边的人,在一段时间内突然持续地精神萎靡,情绪忧郁,食量睡眠发生明显改变,要排除在他们身上是不是发生了什么不幸事件,或者是不是受药物、酒精影响。如果排除了外在的影响,那么需要意识到对方是不是可能患上了抑郁症。

抑郁症患者能否意识到自己可能患上抑郁症,是接受科学治疗的第一步。

如果一个人不幸患上抑郁症,对于别人的激励、鼓励、请吃饭、邀约玩耍等都不会有什么兴趣,如果遇到别人的询问、鼓励,可能会使他更消沉,内心充满罪恶感。所以,当你怀疑对方是否患上了抑郁症,一定要想办法促使他去正规医院或治疗中心,与医生建立联系。你可以对他说:"我陪你一起去,咱们还是去医院请医生检查一下吧""听说有某某人也曾经有过类似症状,在医院获得了确切的诊断,让我陪你也去看看吧"……让医生、专家进行判断诊疗,才是作为亲人、朋友最佳的选择。否则就算辛辛苦苦地不停劝说、激励,也是没有任何效果的,还可能会因此耽误了治疗的时机,导致患者的病情进一步恶化。

很多由轻度发展为重度的抑郁症患者都有过精神崩溃想要自杀的念头,甚至不少人付诸行动。不仅导致了个人悲剧的发生,也给整个家庭甚至是整个家族带来挥之不去的阴影和创伤。这是抑郁症最坏的结果。即便没有选择自杀,抑郁症患者本人感到非常痛苦,周围的亲人、朋友压力也很大,会产生痛苦感、无助感、被折磨感、放任感等负面情绪。能够在抑郁症的早期阶段就发现病症、及时治疗,这不仅对于抑郁症患者本人来说至关重要,对于抑郁症患者的家庭也是至关重要的。

轻度抑郁症通常一点点出现,在较长的时间内挥之不去,像锈蚀钢铁一般慢慢地啃噬人心。有时患者会因为微不足道的原因引发内心巨大的危机,除愁苦以外的其他情绪都被排挤掉了。轻度抑郁症之所以令人饱受折磨，主要并不在于发作时的痛苦，而是它往往在消失后才被意识到，如此反复，令人更加痛苦。

　　英国意识流文学派代表人物，女作家维吉尼亚·伍尔芙在她的代表作《雅各的房间》一书中，对轻度抑郁症做出了生动的描绘："雅各走到窗边，双手插在口袋里。他看到窗外有三个穿裙子的希腊人、船员、下等阶层的闲人或忙人，有的闲庭信步，有的快步前行，三两成群，指手画脚。他突然感到郁郁寡欢，也许并不是因为没有人关心他，而是一种发自内心的坚定不移的想法——突然觉得寂寞的不只他一个人，所有的人，都一样寂寞。"

　　伍尔芙本人就患有严重的抑郁症，她于1941年3月28日投河自尽。在给丈夫伦纳德的遗言中她这样写道："我不能再毁掉你的生活了。我想，两个人不可能比我们以前更开心了。"

　　内心沮丧的情绪就像铁架上的锈，一点点累积起来。如同不断锈蚀的钢铁终有一天会断裂垮塌一样，人的精神和身体在长时间抑郁情绪的锈蚀下，会轰然间垮塌。乏味厌倦是忧郁的开始，它为每一天都抹上灰色的锈蚀，削弱生活的动力……疲惫、烦闷一天天加重，可是很多人总认为熬得过去，接着天天在低落情绪的风风雨雨中煎熬，身心越来越羸弱，最终面临精神崩溃的危险。

美国艺术评论家安德鲁·所罗门是一名抑郁症患者，他曾经五次复发抑郁症。在经历数次崩溃并努力探寻解决之道后，他历时5年，写出了35万字的作品《走出抑郁》。他在书中这样描绘重症抑郁症发作时的感受——

"不久前，我回到童年玩耍的树林里，那里有一棵老橡树，据说有一百岁，二十多年前我和弟弟常在它的树荫下玩耍。如今，老橡树身上缠绕了一棵巨大的爬藤，这爬藤以惊人的力量吞噬着老橡树的生命力。没有人能说出老橡树从哪里开始掉下第一片叶子，也没有人知道藤蔓从哪里生根发芽。这棵巨大的藤蔓早已不知不觉爬满了支撑树枝的主干，远远看去，藤蔓的叶子会被误认为是橡树的树叶，只有靠近观察，才会发现橡树枝卜的叶子已经稀疏得可怜，几根发芽的小树枝拼命挣扎露出头，巨大的树干上好像长了一排小小的手指头,枝上的叶子以机械生物学般的方式,持续进行着苟延残喘的光合作用。

"当时的我刚刚从重度抑郁症中走出来,对于老橡树的遭遇感同身受,仿佛从它的身上看到自己昔日的影子。忧郁曾侵袭我、占据我、吞噬我,就像藤蔓征服了橡树,就像附体的吸血鬼,丑恶地汲取我生命的活力,充实了它自己的生命。在患重度抑郁症最糟糕的那段日子里,我发现自己有些恶劣的情绪并不属于自己,而是忧郁症的情绪,就像橡树顶上爬满藤蔓的叶子。当我试图解脱自己时,却觉得心灵的翅膀被折断,无处可去。日复一日地日出日落,却没有多少阳光照在我身上。我被一种力量压迫和控制,仿佛陷入沼泽,最开始是脚踝不能移动,接着膝盖也被淹没,然后弯下了腰,收缩了肩膀,最后我如胎儿般蜷缩,就这样一步步被榨干、被压垮。忧郁的魔爪步步逼近,击垮我的意志、粉碎我的勇气、摧毁我的身体,直到最后一刻,它仍然不停啃噬我,我甚至虚弱到无法呼吸。那时候,我认为忧郁就像橡树上的藤蔓,永远不能根除,只希望一了百了,但我的能量被它抽干,甚至丧失了自杀的勇气,而它也不具备杀死我的力量。

　　"生命的每一分每一秒都成了折磨。我的体液仿佛都被抽干,于是连眼泪都成了奢侈品,我的嘴唇也干裂了。我曾以为放声大哭是人生最悲惨的状况,后来才发现眼泪流干后的无所适从,才是更加深刻的绝望,苦闷的内心遮住了你看世界和看自己的目光,欲哭无泪便是这种生活的写照,这就是重度抑郁症的模样。"

　　正如安德鲁·所罗门的生动描绘,抑郁症患者如同被藤蔓紧紧缠住的橡树,外表看来依然枝叶繁茂,但是那不是橡树自身的生命力体现,而是寄生的藤蔓正扼杀橡树的生命。如何摆脱藤蔓令人窒息的缠绕?橡树如何在藤蔓慢慢枯萎后重新恢复生机和活力?经历五次抑郁症的安德鲁·所罗门告诉我们——在治疗抑郁症的过程中,更需要爱、洞察力、努力,还有更重要的——时间,那是治愈一切顽疾的良药。

　　抑郁症是一种情绪低落,忧郁状态持续的疾病。所以,如果当我们亲人、好友、恋人、配偶等身边的人不幸罹患这个疾病以后,我们很容易产生"我可以为他做点什么"的想法,越是关系亲近,越会使我们有一种使命感。

但是,帮助抑郁症患者,与他们进行交往,是需要一定技巧的。有时候,不恰当的帮助和关心,会让抑郁症患者处于更加危险的境遇。

例如,有上司看到办公室里的下属近期一直情绪低落、郁郁寡欢,觉得应该激励一下员工,于是对下属说:"怎么没精打采的? 走,下班咱们去痛痛快快喝一杯,什么烦恼都会抛之脑后了!"下属碍于领导的面子,只好去了,如果他此时是一名轻度抑郁症患者,那么痛饮一番之后,原本已经失调的脑神经传递物质,因为酒精的作用分泌得更少,功能更加紊乱,这样会直接导致抑郁症病情加重。

当患有抑郁症的妈妈说:"唉,我这个岁数,已经不行了。"如果子女安慰她:"打起精神来! 妈妈,你会没事的。"那么,这位母亲可能会感觉"连孩子也发现我精神越来越不好了,活着简直是儿女的负担",从而变得更加忧郁。

有时候,过度的询问、一味地加油打气,反而会使抑郁症患者远离治疗。

❶ 不要激励抑郁症患者

现在人们已经渐渐明白,患上抑郁症最根本的原因是大脑内的神经传递物质失去了平衡。那么,一味地对抑郁症患者加油打气、进行激励是不正确的。对着抑郁症患者说"振奋起来""我与你同在""不要害怕,你很快就会好了""加油,大家都等着你康复呢"之类的话,如同激励一个骨折的患者赶紧跑起来一样,这会加深抑郁症患者的挫败感和罪恶感,让他觉得自己是"连情绪也控制不好的废物""辜负大家的期望,真是太失败了"……

不仅不能用这样高昂的口号激励抑郁症患者,就连善意而温和的语言,比如说"希望你早日康复哟",也会让抑郁症患者感到期待和责任,加重心理负担。

当抑郁症患者开始接受治疗后,亲近的人会产生更加强烈的"自己一定要为他做点什么"的想法。努力去承担和奉献,但是得到的却未必是自己预期的结果。

例如,有的抑郁症患者,会有很强烈的"无价值感",加上抑郁症反复发作,常常会有悲观厌世的想法存在。此时,亲近的家人和朋友往往会因此而精疲力竭,照顾病人也会力不从心,抑郁症患者可能会产生负罪感,他们往往对亲友说:"你用不着这样照顾我,太辛苦了,反正我是一个废物了,不如死了算了。"

"瞎说什么呢! 我不怕辛苦,你不要想太多了,好好养病吧,说什么死呀死的,我可不愿意听,努力吧,你一定可以好起来的!"

亲友这样回答,对于抑郁症患者来说,可能是更加沉重的心理负担。

据统计,一些因为患有抑郁症而被监护的人,尤其是老年人,常常会因为这样的负罪感而选择自杀——因为对亲友产生歉意,又觉得无以为报,活着很累,在身体折磨和心灵压抑的多重痛苦之下,选择了结生命。

②"默默倾听"比"鼓励"更有效

低落的情绪、痛苦的身体症状、无价值感等因素导致抑郁症患者比较容易自责,越是激励他们,越会让他们感到痛苦。对于抑郁症患者自己发表的看法和悲观言论,陪伴者最好的对策就是默默倾听,不要插话、问东问西、挖掘原因、劝善规过,更不能呵斥谴责,而是应该充分理解他们的痛苦,专注地倾听他们的想法,就可以了。

当亲近的人,因为患病而发出"我这样的人呀,活着在这个世界上没有任何意义""这样下去,还有什么意思"等言论的时候,陪伴者一定要控制住自己想打断对方、反驳对方的情绪,继续聆听下去。当听得差不多了,这时候应该建议抑郁症患者去医院接受治疗。

"听你这样说,我才知道是这样痛苦啊!很多人在情绪抑郁的时候,都会这样痛苦,咱们一起去医院,听听医生的建议,好不好?"

当陪伴者认真地听完,才建议去医院,会让抑郁症患者感觉更好一些,因为他会觉得陪伴者的建议是建立在理解的基础上的。当抑郁症患者感觉到有人能真正地理解体会自己的痛苦,那么可能会采纳对方"去医院看看"的建议。

一个人由于精神痛苦而导致濒临崩溃的时候,最希望能有人能理解自己的痛苦,当他口口声声说"我想死""我要自杀"的时候,并不代表已经做出了必死的决定,而恰恰是对死有犹豫,才会说出自己的想法,传达饱受精神折而磨痛苦压抑的情感。如果这样的痛苦压抑能够被理解,那么想死的心情就有可能得到稍微的缓解,此时请专业医生进行干预,可以避免不幸事件的发生。

对于抑郁症患者来说,默默地倾听比昂扬的激励更为重要。

❸ 因无法预知未来而感到不安

当自己的家人、朋友、配偶这些与我们关系亲密的人,因为抑郁症而接受治疗的时候,我们会因为无法预知治愈过程的时间长短和未来的生活状况而感到担心忧虑。

"到底能不能治好啊!"

"始终不见好转,这样的状态还要持续多久啊?"

"治疗是不是进行得很顺利呢?"

……

　　焦虑不安的情绪会占据我们的思维。此时,正确的做法是与患者的主治医生建立良好的联系,有不明白的地方能够询问医生,了解患者治疗的进展状况、恢复的可能性等问题,那么我们焦虑煎熬的心情,会得到慢慢地放松。

　　当病人的状态有些异样的时候,如果能够立即与医生取得联系,得到医生的指导,必然让我们的内心感到踏实安稳。同样,对于医生来说,如果能够从患者身边亲近的人那里得到更多、更完整的患者信息,那么就会选择更加恰当合理的治疗手段帮助患者逐渐恢复健康。

　　与医生建立合作关系,交换信息,可以缓解我们因无法预知的过程和未知的未来带来的焦虑不安等负面情绪,以便更好地解决各种问题。

❹ 陪伴患者与安排自己的生活

　　"当丈夫(或妻子)得了抑郁症以后,我是不是应该请假在家,或者辞掉工作,承担照顾他(她)的责任?"很多亲属都会问心理医生这样的问题。

　　小琴结婚不久后,丈夫患上了抑郁症,小琴决定一个人扛起支撑家庭、照顾丈夫的责任。她每天到工厂上班时总是心神不宁,匆匆做完手头的事情,下班赶紧回到丈夫身边。这样过了几个月,不知详情的领导因为小琴工作效率低下、错误频发对她提出了警告。看到工作上的困境,加上丈夫的病情不见起色,内忧外患,过大的压力、疲惫的身心,导致小琴也病倒了。此时,得知详情的父母和公婆向小琴伸出了援助之手。在大家的协调合作下,丈夫的病情一天天好转起来,小琴的工作也恢复到正轨之上。

　　不少人患上抑郁症的以后,很多时候身边的亲属、朋友都会情不自禁地暗下决心——一定要无微不至精心照料患者,一直到他完全康复为止!但是,如果一个人全部扛下来的话,可能会因为劳累过度、压力过大而达到承受极限;患者也很可能因此背负沉重的思想包袱,由负罪心理导致更加抑郁的情绪,结果两人双双病倒。

　　如果身边亲近的人不幸罹患了抑郁症,亲人朋友在照顾、陪伴病人的同时,最好抛弃“一个人完全扛下来”的错误想法。此时正确的做法是——除了自己的陪伴照顾,还应该积极寻求周围人的支持和帮助，利用社会支持力量。尽量不要辞去工作，尤其是在经济来源有限的情况下。坚持照顾好病人的同时，也要学会放松自己的情绪，缓解疲劳的身心，保持自己的业余爱好，合理调节自己的生活节奏。

有时候面对亲人朋友的疾病，我们的道德感和使命感会让我们觉得"没有什么比照顾好他（她）更重要的了"！但是这样的想法不一定很现实。

比如说，有的重度抑郁症患者可能会有自杀的念头，在这样的情况下，最合理的方式是住院治疗，因为没有人能够一天24小时在家寸步不离地守候着患者，正常人吃喝拉撒睡都需要时间，稍有不慎，患者的自杀念头就会付诸行动，导致悲剧发生。一旦抑郁症患者在自己眼皮底下轻生，对陪护者的打击和心理创伤是巨大而难以抚平的。

抑郁症不是一种"只要精心照料，说好就好"的病症，复发率也比较高，陪护者应该减轻自己的心理负担，用长远而科学的目光看待问题，寻求最有效的方法照顾、治疗抑郁症患者。

⑤ 内心充满"终究会好"的信念

　　守候抑郁症患者的人,有的人弄得自己身心俱疲,有的人可能会因为不知道如何接近病人而烦恼。抑郁症患者沉浸在自己的忧伤之中,不能正常地与别人交流,由于精神能量匮乏导致身体赢弱、痛苦不堪,家人朋友只能眼巴巴地干着急,不知如何是好。

　　在这个问题上,心理医生给家属亲友的建议是:想一想自己可以做一些什么? 然后在不勉强的情况下,做自己力所能及的事情。

　　很多人很难理解这样的建议。但是抑郁症作为一种精神障碍,患者的病情最好由专业的医生进行指导和治疗。有的患者预计可能需要几个月就康复,有的患者的康复时间却会意想不到地漫长。患者本人也好,家属亲友也好,难免会因为治疗过程出现反复和波折而焦虑不安。作为家属亲友,此时最应该做的事情,就是应该在内心充满坚定的信念,接纳现实,相信抑郁症是一定能够治愈的,做好长期作战的准备，耐心守候病人，等待康复的到来。

下面，我们总结一下，照顾和陪伴抑郁症患者的人应该注意的事项：

● 不要试图让抑郁症患者振奋起来。告诉他们"振作起来"一点意义也没有，他们的状况并非出自自己的选择，他们也不希望这样，如果他们能够振作起来，他们一定会，但是他们做不到。如果不停地为他们加油鼓劲，会增加他们的挫败感、内疚感和罪恶感。

● 不要告诉抑郁症患者，他们的一切感受都是幻想出来的。对他们来说，这个痛苦的经验是真实存在的，虽然看不到，但是与其他身体疾病一样，会出现各种症状，有真实的痛苦感，当然，也和其他疾病一样，能够治疗，有办法减轻痛苦。

● 不要暗示抑郁症患者应该为自己的心理状况负责。他们会因此产生罪恶感，并且痛苦地意识到自己对周围的人造成的影响。

● 不要满嘴批评。抑郁症患者非常敏感，遇事容易往坏处想，即使最轻微的批评也可能让他们陷入绝望的深渊中。

●不要试图强迫抑郁症患者去做什么事。只要提供温柔、持久的鼓励与关怀,试着表达自己愿意帮助和接纳的意愿。

●不要干扰患者认同的治疗方式。比如说,不要用否定的语气说"你为什么信任那个烂医生呢""不要吃那些药,对你一点好处也没有"之类的话。

●如果抑郁症患者的情况持续恶化,鼓励患者去看医生。

●鼓励患者从事某种运动。不管任何年龄与身体状况,至少可以选择散步这种运动方式。

●记得照顾好自己。保证自己有良好的休息时间,能够维持自己的生活圈子和兴趣爱好。

●千万不要轻言放弃。每天提醒患者,抑郁症不过是个短暂的现象,大多数人在一段时间之后都会缓解症状或痊愈。

●暂缓家中的重大决定。

●不断提醒自己,付出的时间和努力绝不会白费。

❻ 抑郁症患者有自杀危险吗

了解完这些之后，小文恍然大悟："怪不得每次我去小琪家探望她时，给她加油打气，她要么面无表情地看着我，要么总是显得心事重重。原来对抑郁症患者说这样的话，反而会增加他们的心理负担啊！"

"是的，有时候抑郁症患者需要的是我们温和的陪伴。如果有机会，请你回去以后把这一点告诉小琪身边的其他亲友，让他们不要着急，充满信心。"何医生带着微笑，温和地对小文说。

"没问题！"小文用力点点头："对了，何医生，我刚才多次听你提到关于'抑郁症患者自杀'的问题，抑郁症患者有自杀的危险吗？"

"对，抑郁症的最危险后果是自杀。"何医生镜片后的眼神显得严肃起来："在'全球疾病负担'研究报告中，抑郁症和其他精神障碍所导致的自杀、死亡率占整个人群自然死亡的40%以上，对人类生存质量、对患者本人和社会都造成严重影响。多数研究表明,抑郁症的自杀率为 5%~15%,很多重度抑郁症患者都出现过自杀的念头。抑郁症所导致的心灵痛苦一点也不亚于躯体疾病导致的痛苦。不少抑郁症患者因不堪心灵重负而自杀身亡,给个人、家庭和社会造成巨大损失。比较典型的案例有近年来众所周知的香港明星张国荣跳楼自杀事件,他就是因抑郁症而自杀身亡。"

当抑郁症患者的苦恼越来越沉重时,会感到越来越难以负荷。无助带来的疲惫感让人失去理智思考的能力,逼迫他们只想斩除痛苦,而不是拯救自己。大多数抑郁症患者并不是抱着必死的决心存有自杀的念头,而是不知道如何活下去。这两者是有区别的,当抑郁症患者能够知道"如何活下去""活下去一定会好起来",那么他们就不会把自杀的念头付诸行动。

抑郁症就像是穿过黑暗森林的一趟旅程,沿途尽是荒凉的景象,过程充满艰辛与孤寂,甚至可能会将未来导向死亡。抑郁症患者在黑暗的森林里摸索着蹒跚前进。

他们感到人生的悲惨像无底的深渊,发生在自身的痛苦也都像为自己量身定做的一样，一次出现引发抑郁和焦虑的症状并非只是偶然少见的随机抽样事件。

自杀是难以预测的行为，自杀的念头也可能出现在抑郁症的任何时期。英国皇家精神病学系和医学系整理出一些危险症状，供医生参考病人是否有自杀的倾向：

- 患者家族成员中曾有人自杀。

- 患者曾经尝试过自杀的举动。

- 患者曾清楚地表示过应该如何自杀这类的念头，同时生命中出现一些其他的状况。

- 患者出现极度焦虑的状况。

- 患者滥用药物或酗酒。

- 患者出现严重的身体疾病，或是出现习惯性的睡眠失调。

- 患者有寂寞感，无归属感，疏离冷漠。

- 患者缺乏良好的人生观。

- 严重的经济问题。

当然，这些并不一定会引发自杀的念头，不过当一名抑郁症患者面临了其中几件问题时，就应该值得注意了。在这种情况下,寻求专业医生或心理专家的帮助是较为明智的选择。

最有效的方法不是指责自杀行为的不对,而是关怀与鼓励那些想要结束自己生命的人。最重要的一点,就是接纳与包容,不随意下判断。

对许多人来说,将自己内心深处的焦虑借着谈话倾泻出来,就是摆脱抑郁症的第一步。与抑郁症患者谈话,倾听他们的诉说,有时候就能延缓患者的自杀举动,直到患者自杀的冲动过去了,一些微小的改变就会使得他们眼中的世界完全不同。

如果一个人能够与别人沟通他的想法,那么事情就还有挽回的余地。一段冗长的教训或忠告并不是抑郁症患者愿意和能够接受的。抑郁症在重度阶段,往往会让患者退缩到自我的小世界,完全与外在世界脱离,根本不可能听见其他任何声音,在这种情况下,只要一个轻微的压力,就会触发自杀行为。自杀是抑郁症最末期时的一种特征,一种充满绝望的行为。

富有经验的专业医生或心理专家不会对充满绝望念头

的患者说"不要自杀，自杀是错误的行为""太傻了，居然会想自杀，你死了你的家人怎么办"之类的批判性的话。

专家们会换另外的方式表达——

"亲爱的朋友，让我们来谈谈吧，或许你将会发现人生还是值得活下去的。"

"没有人能夺走你的自由与能力，我不能这样做，我也不会这样做。但是让我们一起来研究研究，究竟是什么原因导致你觉得自己必须这样做呢?"

"我知道你的感觉就像你说的一样，很痛苦，虽然我不一定能够帮助你脱离绝望，但是或许我能带给你另外的一种的东西，或许是一种心境，让你觉得世上还是有很多美好的事物的，就像你愿意谈，一定会有人愿意倾听。"

如果某个人脑子里充满自杀的念头，那么就应该避开这个话题，先与他谈一些比较"安全"的话题，比如天气。然后慢慢将话题延伸进入他的痛苦中，以这种缓缓诱导的方式让患者说出他们心中的感受。要给他们时间和空间，信心与信赖，以另一个更宽广的角度来看待事情。

当患者能够暂停冲动性自杀行为，开始倾诉内心的想法以后，此时可以引导他们进一步思索以下问题，或许会有更大的帮助。

● 你知道自己要摆脱什么，但是你是否知道自己将要面临什么？

● 你有没有想过，死亡或许不是结束，而是一个开始？

● 如果你打算跳下去，你确定在撞到地面或水底之前，你不会后悔吗？

● 你确定自己能够毫无痛苦地死去吗？如果服药没有立刻让你死去，只不过严重损害了你的肝脏，那又该怎么办？

● 如果你只是成功地伤害了自己，留下永不痊愈的创伤，比如残废，那又该怎么办？

● 你此刻想要自杀，是因为觉得自己的生命糟透了，那么未来有没有什么可能比现在更糟的状况出现？

● 你觉得你的死亡会不会对家人造成任何不好的影响？就算你没有家人朋友，你的死亡仍然会影响很多人。

● 如果你对上述几个问题之一的答案不确定，那么你能否停下来想想？你可以改变自己的决定吗？

作为心理医生，最常听到抑郁症患者充满忧伤的一句话就是："我不想死，但是我也不想再像这样活下去了。"

　　生命是艰难的，但是在另一颗心的陪伴下，它会变得较能忍受。

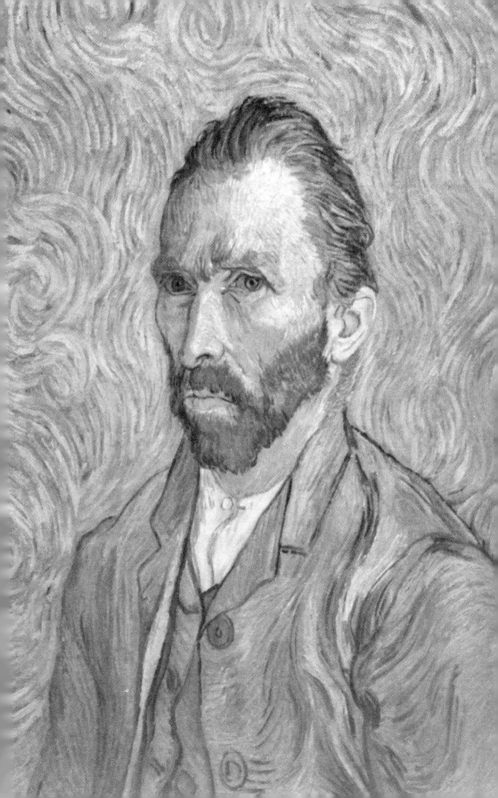

Part 3

 告别抑郁

GAOBIEYIYU

一
为什么需要药物治疗

治疗 8 个星期以后，小文每隔一段时间就会到小琪家去探望她、静静地陪着她。通过药物治疗和心理治疗，小琪的精神面貌、情绪逐步有了改善。傍晚时分，小琪和小文一起去楼下的小区花园里散了一会儿步，小琪还主动和小文聊了聊治疗期间的感受。

一直以来，人们都认为抑郁症是一种"心病"，不知道药物治疗对抑郁症也是如此重要。看到小琪的改变，小文对抗抑郁的药物产生了好奇，究竟这些药物是怎样对抑郁症患者发挥作用的呢？通过上网查询、翻阅书籍以及向高医生请教，小文了解了很多关于抗抑郁药物的知识。

在抗抑郁药物中,使用比例较高的是 SSRI、SNRI 和三环类抗抑郁药,这三类抗抑郁药,有不同的作用和功效。

在前文中我们了解到,在脑神经细胞间,如果神经细胞 A 向神经细胞 B 传递关于"快乐"的信息,中间必须通过"神经传递物质"这家"快递公司"的传递,神经细胞 B 才能收到神经细胞 A"寄来"的信息。在大脑细胞间的"神经传递物质快递公司"出现了功能性失调,就会导致抑郁症的产生。所谓"失调",并不是抑郁症患者脑中的"神经传递物质快递公司"没有了"快递员",导致快乐的信息无法传递,而是因为"快递员"一直找不到"收货方",要么"在街上乱转",要么"回到公司",于是神经细胞 B 收不到相关信息,也无法把信息传递给神经细胞 C 并做出相关的反应⋯⋯

抗抑郁药物的作用,就是帮助"快递员"神经传递物质重新提高"工作效率",快速、有效地传递信息,改善患者的情绪。

❶ SSRI 类药物

SSRI(选择性五羟色胺再摄取抑制剂)是一类以神经

传递物质中的五羟色胺为目标的抗抑郁药物,具有促进五羟色胺再利用作用的功效。现在主要使用的有六种:氟西汀、氟伏沙明、帕罗西汀、舍曲林、西酞普兰和艾司西酞普兰。

其中氟西汀就是很多人熟知的"百忧解",在临床上不仅可以治疗成人抑郁症,还可以治疗强迫症、神经性贪食症等病症。

SSRI 几乎不会对五羟色胺以外的神经传递物质产生影响,所以副作用较小,适用范围很广,从轻度到重度的抑郁症均可以使用。

SSRI 深受患者、医生的信赖,但是并不是完全没有副作用。有报告显示,刚开始服用 SSRI 的时候,有部分患者会出现恶心等副作用;停止服用,尤其是突然停药时,会使人的不安感增强。虽然都是短暂的症状,但是应该注意的是,患者应该在医生的指导下,开始服用 SSRI 要从少量逐渐递增药物量;停用药物时,也要用 2 个月左右的时间逐渐减量。

如果同时还在服用其他药物治疗疾病,应该事先告诉医生，让医生综合判定要不要给患者使用SSRI。

总的来说，有以下人群不能使用SSRI：

● 过去服用SSRI出现过敏症状（发疹、全身倦怠、体重减轻）的人；

● 正在服用帕金森症治疗药物司来吉兰，抗精神病药物硫利哒嗪、匹迷清的患者；

● 正在服用缓解肌肉紧张的药物替扎尼定的人；

● 正在服用治疗胃肠疾病的药物西沙比利的人。

❷ SNRI 类药物

SNRI（选择性五羟色胺和去甲肾上腺素再摄取抑制剂）的作用机制是抑制五羟色胺的再摄取和去甲肾上腺素的再摄取，这样使得更多的五羟色胺和去甲肾上腺素供其他神经摄取。

SNRI是精神科专业医生和患者可以放心使用的药物，它仅仅只对五羟色胺和去甲肾上腺素起作用。与SSRI相比，SNRI的副作用更小，而且更少出现与其他药物合并使用时所产生的副作用,而且疗效更稳定。

不能使用 SNRI 的人群有:

- 过去服用 SNRI 出现过敏症状的人;
- 因前列腺等疾病而不能排尿的人;
- 正在服用帕金森症治疗药物司来吉兰的人。

在目前这个阶段,SSRI 和 SNRI 是精神科临床医生治疗抑郁症的首选药物。

❸ 三环类抗抑郁药物

在 20 世纪 50 年代,研究者们偶然发现了一种叫做"丙咪嗪"的抗精神疾病药具有抗抑郁的作用,然后以丙咪嗪为基础开发了一些具有相似化学结构的药物作为抗抑郁药,人们把这些抗抑郁药统称为"三环类抗抑郁药"。

现在主要使用的三环类抗抑郁药有 8 种。分别是丙咪嗪、曲米帕明、氯米帕明、阿米替林、去甲替林、阿莫沙平、度硫平和洛非帕明。

这几种三环类抗抑郁药物的作用机理因种类而异,非常复杂，但是它们的共同点与 SNRI 相同，是通过抑制五羟色胺和去甲肾上腺素的再摄取来增强脑部信息传递的功能，同时还会对乙酰胆碱等其他的神经传递物质产生某种影响。

在多方面产生作用的三环类抗抑郁药具有很好的改善抑郁症状的效果，在 SSRI 出现之前一直作为治疗抑郁症的主要药物。但是，三环类抗抑郁药物有很多副作用，患者服用以后会产生便秘、口渴、视力下降、站起来眩晕等问题。所以，自从开发出副作用较小的 SSRI 以后，三环类抗抑郁药物就较少使用了。

但是，三环类抗抑郁药并没有完全失去使用价值。目前，它依然作为危机时可信赖的药物，受到很高的评价，是重度抑郁症的首选药物。当轻度、中度抑郁症患者使用 SSRI 或 SNRI 等药物没有效果时，它依然被采用。

三环类抗抑郁药物种类不同，用药禁忌也不同。总的来说，不能使用的人群有：

- 过去服用三环类抗抑郁药物出现过敏症状的人；
- 患有青光眼的人；

- 正在服用帕金森症治疗药物司来吉兰的人；
- 因前列腺等疾病而不能排尿的人。

❹ 其他抗抑郁药物

除了 SSRI、SNRI 和三环类抗抑郁药物以外，还有四环类抗抑郁药物和曲唑酮和舒必利。

这些药物也会对各种各样的脑内神经传递物质产生影响，但是由于抗抑郁效果较弱，所以临床上一般不作为首选药物。

纵观各种抗抑郁药物，各有特点，但是在实际治疗过程中，抑郁症患者使用哪种药物最有效，是不能一概而论的。一般情况下，轻度、中度抑郁症的首选药物是 SSRI 和 SNRI；重度抑郁症的首选药物要从三环类抗抑郁药物和其他抗抑郁药物中选择。"首选药物"不仅仅应该疗效显著，也应该根据患者是否还由于身体因素而同时服用其他药物，用以作为用药参考。服药者不能因为自己服用三环类抗抑郁药物，就悲观地认定自己是重度抑郁症患者。

不同个体对药物的敏感性存在个体差异,有的患者虽然使用的抗抑郁药效果很好,但是由于因为副作用很大而不能坚持使用下去;对于一个患者使用效果良好的药物,不一定对另外一个患者也有同样的疗效。所谓"有效的抗抑郁药",就是指既可以改善抑郁症状,又不会对身心健康产生恶劣影响,而且能够坚持使用下去的药物。

抑郁症患者在使用抗抑郁药物的时候,还应该遵循以下四个原则:

1. 开始用药时,少量尝试。

2. 逐渐增加用药量,保证药物的必要使用量。

3. 坚持服用一段时间。

4. 不可擅自停药。

每个人对药物的敏感性是不同的,所以用药量因人而异。如果一下子服用比较大剂量的药物,患者会出现因药物副作用而导致不适。因此,专业的医生最初的时候会让抑郁症患者少量服用药物一段时间,如果患者受药物副作用影响不大,就会逐步增加剂量,通过这种方式来弄清个体患者的药物使用量。

抑郁症患者如果服用药量不足，不仅不会产生抗抑郁的疗效，甚至还会导致病情恶化。在一段时间内逐渐增加用药量，并不一定是因为病情恶化了，而是从小剂量用药检查是否有副作用，到足量用药的过程。中途逐渐增加药物使用量的做法，不会导致抑郁症患者病情恶化。

另外非常重要的一点是，抗抑郁药物并不会一下子就显现出效果，通常需要2~6周的时间才会出现疗效。不少抑郁症患者或家属在短时间内看到服用药物没有什么效果，立刻就停止了服药。突然停止用药，患者有时候会出现不安、焦躁、情绪大幅度起伏、失眠等症状。为了弄清楚患者的必要用药量，是需要一段调整的时间的，至少在用药的3~4周以后才能够判断药物是否有效。在这个时期内，一定要按照医生的指示按时、按剂量服用药物，否则会导致抑郁症的病情拖延，得不到有效治疗。

在治疗抑郁症的过程中，患者感觉身体出现了不适的感觉，也不能擅自停止服用药物。因为有的不适感并不是抗抑郁药带来的，而是抑郁症本身导致的身体不适，需要专业医生进行判断分析，然后再根据实际情况来看是不是需要更换药物,或者调整用药剂量。所以,当服用药物出现问题以后,应该立即请主治医师进行诊疗。

当抗抑郁药物的疗效在短时间内没有立刻显现的时候,抑郁症患者在此期间应该一边继续服药,一边充满耐心好好静养,不宜过多消耗体力。如果出现失眠或者强烈的焦虑感,可以在医生的指导下服用安眠药物、心境稳定剂和抗焦虑等药物。

在实际的临床治疗中,综合各种数据显示,最初使用抗抑郁药的患者的抑郁症状得到改善的概率大约为70%。当最初服用的药物没有效果时,通过添加药物或调换药物等手段进行继续治疗,最终有90%的患者的症状得到了改善。有些抑郁症患者的症状可能会在1~2周内有所好转,在4~6周内明显改善。

关于抗抑郁症药物的使用,还有一个重要的内容需要了解:抗抑郁药在病情缓解以后也必须继续服用。

在病情得到缓解以后,大多数人都认为无需继续服用抗抑郁药物了。可是抑郁症并不是一种一次性疾病,得了抑郁症以后不会获得免疫力,相反,抑郁症很容易复发。大量研究表明:约三分之一的患者在一生中只患有一次抑郁症。但是,其余的患者会在首次发病以后的2~5年内出现第二次、第三次的抑郁症复发。具体来说,60%的抑郁症患者可能出现第二次复发;在第二次复发的抑郁症患者中有70%会第三次复发;在第三次复发的患者中,有90%会第四次复发。其中三分之一的患者的抑郁症状会长期存在、反复波动。老年性抑郁症的复发频率更高、持续时间更长。

为了预防抑郁症的复发,就算病情缓解以后,也需要继续服用抗抑郁药物,而且用药量要与治疗期的用药量相同。继续服药的时间长短因人而异,在一般情况下,病情缓解以后也最好能继续服药半年至一年。患者以及家属不能自作主张减低用药量,甚至停止服用药物,要在主治医生的指导下对治疗抑郁症充满信心和耐心,逐渐减少用药量。

抑郁症是治疗分为3个阶段:急性期、持续期、维持期。

一般来说,典型的抑郁症的急性期为3~4个月,持续期为 4~6 个月，维持期在一年以上。抑郁症并不是一条直线式地治疗、康复，而是以时好时坏的波浪曲线趋向康复。短期的药物疗法，并不能完全治愈抑郁症，还需要配合好好休养和精神疗法，因为光是靠抗抑郁药物并不能改变患者的性格倾向，也不能改变给人带来压力的环境。

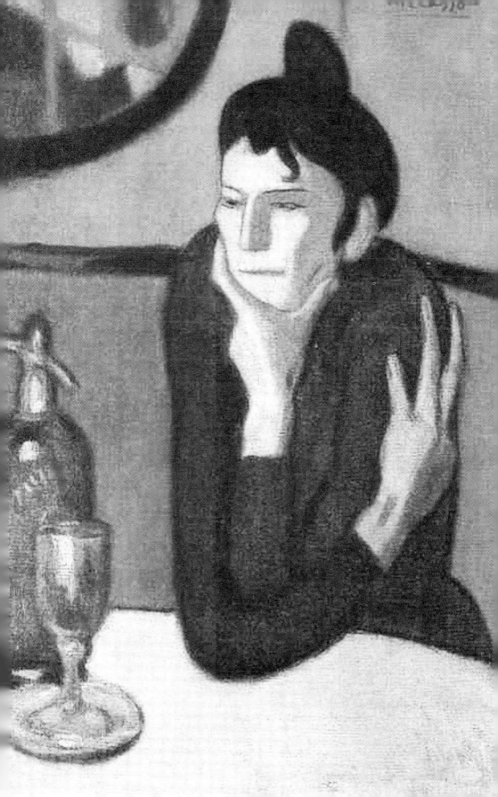

二
如何释放压力、平衡情绪

　　小琪按照约定时间再一次来到何华医生的心理诊所。咨询室内的地板是乳白色的,墙壁刷着淡淡的果绿色,上面挂着一个造型简洁的时钟。白色窗台的右边放着一盆生机盎然的绿色植物,左边放着一台饮水机。两个绿色单人沙发比墙壁的颜色略深一点点,呈 90° 对角摆放在房间的中间,沙发之间有一个白色的茶几,上面放着一盒抽纸和一盆小小的绿色植物。小琪细细地看了一下,茶几上的绿色植物是一盆绿萝,养在一个浅浅的透明花盆里。花盆里没有土,绿萝的根舒展在干净的水里,叶子俏皮地探出花盆外,廾出米白色的花,小小的,羞涩地躲在茎叶之间。

看着看着,小琪深深吸了一口气,渐渐感到自己的身体由内向外散发着一种宁静感。

何医生递给小琪一杯温水,小琪轻轻地喝了一口,又深深吸了一口气,说:"何医生,好奇怪哦,我坐到这里,感觉很平静,好像压力一下子减轻了许多。"

"是吗?"何医生向上推了推眼镜,也坐下来:"那太好了,前面这几次的治疗,就是教你学会释放压力、平衡情绪呢。"

某些压力是导致抑郁症的发作的诱因,所以,解决压力问题是预防罹患抑郁症和预防抑郁症复发的重要课题。实际上,在日常生活中很多人把压力当成一种"兴奋剂",认为"压力越大,动力越大"。研究资料表明,肾上腺素会随着压力增大呈上升趋势,一定的压力可以激发出人比平常更佳的水平和状态,有超常的表现。但是,一旦压力达到某个上限,肾上腺素的分泌就会开始反弹下降,最终触及人体正常机能无法承受的崩溃点。

所以,只有在这个极限范围内适度调节,才能够把压力转换为内在的激励能量。否则，超越了身心的承受能力，人就会像失去弹性的弹簧那样，能量耗竭殆尽，导致焦虑、抑郁等情绪出现，甚至如同被内部压力撑爆的气球，彻底崩溃。

但是，我们在社会群体中生活、学习、工作，完全避开压力是不可能的，那么要怎样应对压力呢？

首先，我们要认识到压力源于人们的生活方式和认识生活的态度。在激烈的社会竞争下，很多人都希望自己是学习、工作以及生活上的全能冠军。读书时渴望自己成绩居于榜首；工作时要求自己表现优异；恋爱时追求完美的幸福；有了孩子，要求孩子出类拔萃……时时刻刻追求最佳，无论什么人生阶段都有接连不断的新目标、做不完的事情、未实现的完美人生课题……这些统统成为压力源。

其次，找出自己的压力症状并进行有效的调节是放松身心、调节情绪的重要一步。当我们处于过度的压力之下时，我们的身体、精神、行为会向我们发出信号，产生一些生理和心理上的反应，以下是常见的压力讯号，可以帮助我们发现自己是否承载了过多的压力。

●注意力不集中,无法专注于任何事情,容易受到外界的干扰,常常出现精神涣散。

●记忆力下降,很难记住别人说过的话,常忘记自己要做的事,丢三落四。

●易激惹,容易失去耐心。

●对别人说出的话很快做出激烈的反应,或者不愿与同事或家人多说话。

●焦躁易怒,常为了鸡毛蒜皮的小事与别人争论,因微不足道的理由责怪别人。

●无理由地不想接任何电话,在最近两个月内没有联系过任何亲朋好友。

●缺乏安全感,总猜疑周围的人在评论或批评自己,在公共场合害怕自我表现。

●体力不支,每天早上醒来感到很疲惫,不愿意起床,不想上班,走路时感到双脚沉重。

●虽然常常感到累,但是难以入睡,躺在床上胡思乱想,脑袋里有各种思维喋喋不休。

●口淡无味,食欲不振,即使平时很喜欢吃的食物也无法勾起食欲。

● 强烈地感觉到生活是一成不变的，没有积极性，感到自己做事情很难有新的变化。

● 坐立不安，焦躁难抑，闲时要么不停玩弄手指、拨弄头发或不停转动手中的笔，要么不停抖动腿部。

● 把工作当成避难所，将自己封闭在工作之中。

● 害怕独处，独处时必须打开电视、电脑，播放音乐和电视节目，甚至是自己并不想看的节目，害怕安静。

● 情绪波动大，因小事泪流满面或者兴奋不已。

当自己的精神、行为和身体发生了这些变化以后，可以对照美国霍姆斯博士制定的压力标准表（见第四章），了解自己的压力状况。

掌握了自己的压力状况之后，我们要学会释放压力，这样才能避免在长期的压力之下导致情绪波动、健康受损。

释放压力的方式有很多，效果也因人而异。这里我们介绍几种简便易学的放松压力的方法。

① 腹式呼吸法

腹式呼吸法是一种无论何时、无论何地都可以轻松进行的放松方法。

腹式呼吸法指的是在吸气时让腹部凸起；呼气时压缩腹部，让腹部凹下去的呼吸方法。腹式呼吸可以让横膈膜上下移动。由于吸气时横膈膜会下降，把脏器挤到下方，因此肚子会膨胀，而非胸部膨胀。为此，吐气时横膈膜将会比平常上升，因而可以进行深度呼吸，呼出易停滞在肺底部的二氧化碳。腹式呼吸的实质是进行舒缓的深呼吸，使精神得到放松。

在压力之下，人常常会因为紧张、不安、焦虑、恐惧等因素导致呼吸变得短促而不规则。因此，有意识地采用与平时不同的呼吸形式可以使心情平稳下来。

美国健康学家的一项最新调查显示：不论在发达国家，还是在发展中国家，城市人口中至少有一半以上的人呼吸方式不正确。很多人的呼吸太短促，往往在吸入的新鲜空气尚未深入肺叶下端时，便匆匆地呼气了，这样等于没有吸收到新鲜空气中的有益成分。在我们的日常生活中，很少会有意识地活动腹部来进行呼吸。所以，尽管腹式呼吸法很简单，在刚开始的阶段，也需要进行一些练习，以便掌握腹式呼吸的诀窍。

具体的方法如下：

1. 直立、仰卧或以舒适的方式坐着，放松全身。

2. 观察自然呼吸一段时间。

3. 右手放在腹部肚脐，左手放在胸部。

4. 静静地用鼻子缓慢吸气，观察一下左右手的位置哪个更高一些？如果是右手高，是腹式呼吸，如果左手高，则是胸式呼吸。

5. 用鼻子均匀吸气，最大限度地向外扩张腹部，鼓起肚皮，胸部保持不动，每口气坚持 10~15 秒钟；均匀地徐徐将气呼出，最大限度地向内收缩腹部，胸部保持不动。

6. 循环往复，保持每一次呼吸的节奏一致。细心体会腹部的一起一落。

经过一段时间的练习之后，就可以将手拿开，只用意识关注呼吸过程即可。呼吸过程不要紧张,也不要刻意勉强。如果是初学者就更应该注意练习的过程和对身体的影响,吸气时,感觉气息开始经过鼻腔、喉咙充分的集中于肺部,当肺部容积逐渐增大,而保持胸廓不动,就会迫使横膈膜下沉,同时腹略向外鼓起;呼气向内收回腹部,横膈膜向上提升,使大量浊气呼出体外。

把腹部当皮球,用鼻吸气使腹部隆起,略停一两秒后,经口呼出至腹壁下陷。每分钟大约有五六次即可。

腹式呼吸的关键是:无论是吸还是呼都要尽量达到"极限"量,即吸到不能再吸,呼到不能再呼为止;同理,腹部也要相应收缩与胀大到极点,如果每口气直达下丹田则更好。

长期的小压力会悄无声息地加重我们的心理负荷,进而引起心脑血管、消化系统和免疫系统等一系列疾病的发生。做腹式呼吸法,活动横膈膜时,它会从细胞内渗入血管及淋巴管,去除活性氧的毒素、促进血液循环。此外,做腹式呼吸可使腹部的内脏部位皆得以受到呼吸节奏的刺激。这种刺激透过神经,作为一种和缓的呼吸节奏的自我调节信号传至脑,脑在接受这些刺激之后便成为 α 波状态。腹式呼吸能够让肺部充分使用,同时也摄取更足够的氧气。如此一来,既可净化血液,更能促进脑细胞活性化。

❷ 渐进性肌肉放松法

渐进式肌肉放松法是美国精神科医生埃蒙德·雅各布森所研发的一种肌肉放松方法。这种放松方法的目的是促使全身各部位的肌肉反复进行紧缩及放松,通过肌肉紧缩后的反作用力使身体处于放松状态。

埃蒙德·雅各布森认为,身体会通过肌肉群的紧张来反应焦虑感,而肌肉紧张又会增加焦虑感,周而复始,进入一个循环。渐进式肌肉放松法能够降低脉搏、血压、呼吸的频率,减少流汗,在放松的身体里不会存在一颗焦虑的心灵。

近年来很多学者也在不断研究渐进式放松法缓解压力的作用。密苏里大学的一份研究报告指出,放松的肌肉能够让人进入一个更平静的状态,生理和心理上的紧张感会随之减轻。在临床上,渐进式肌肉放松法可以帮助缓解肌肉紧张、焦虑、抑郁、疲劳、失眠、肠道易激综合征、肌肉痉挛、颈背疼痛以及高血压等问题。这是目前医学专家最常用的放松方法之一。

进行渐进式肌肉放松法的时候,可以选择一个不被打扰的地方,舒适地坐在有扶手和靠背的椅子上,或者躺着。选择从一个部位开始放松直至全身。均匀呼吸,把注意力放在呼吸和身体感受上面。每个部位的紧张感持续 5 秒左右,放松 10 秒左右。

具体每个部位的渐进紧张和放松方法如下:

一、额头

1. 尽量将眼睛睁大,皱起额头,尽量使额头的皮肤出现皱纹,紧缩肌肉;

2. 感受脸部、头部特别紧张的部位;

3. 均匀呼吸,慢慢地放松额头肌肉并注意刚才觉得特别紧张的部位的感觉;

4. 花几秒钟的时间注意肌肉在松弛时、变换时及紧张时的不同感觉;

二、眼睛

1. 紧紧闭上双眼，感觉双眼部位紧缩成一团；

2. 注意眼部周围感觉特别紧张的部位；

3. 均匀呼吸，慢慢地睁开眼睛，放松眼睛；

4.注意眼睛在紧张时和放松后的不同感觉。

三、鼻子

1. 两颊用力，皱起鼻子；

2. 均匀呼吸，感受鼻梁、鼻翼和脸部感觉特别紧张的部位；

3. 均匀呼吸，慢慢地放松鼻子周围的肌肉；

4.注意鼻子在松弛时、变换及紧张时的感觉。

四、舌头

1. 用力将舌头顶住上颚；

2. 感觉嘴巴的内部、舌头、下颚肌肉等特别紧张的部位；

3. 慢慢地将舌头肌肉放松，平敷于嘴的底部；

4. 注意舌头肌肉在松弛时、变换时及紧张时的感觉。

五、颚

1. 咬紧牙齿；

2. 感受脸部肌肉及太阳穴感觉特别紧张的部位；

3. 注意这些肌肉在松弛时、变换时及紧张时的不同感觉。

六、唇

1. 嘬起上下嘴唇；

2. 注意上下唇及双颊、鼻子等感觉特别紧张的部位；

3. 慢慢地放松双唇；

4. 注意这些部位的肌肉在紧张时、松弛时以及变换时的不同感觉。

七、颈部

1. 将双肩伸向双耳，紧缩脖子；

2. 注意感觉脖子、后颈、肩膀等特别紧张的部位；

3. 慢慢地放松脖子；

4. 注意这些肌肉在松弛时、变换时及紧张时的不同感觉。

八、手掌、手腕、手臂

1. 手心向上,右手握拳,向上臂内侧弯曲手腕,再慢慢弯曲手肘;

2. 注意感觉手指、手心、手背、手腕、肘部、手臂这些特别紧张的部位;

3. 感觉到手至上臂的肌肉紧张以后慢慢卸去力量;

4. 注意这些肌肉在松弛时、变换时及紧张时的不同感觉;

5. 左手重复上诉动作。

九、背部

1. 将身体往前一些,坐在椅子的前端,让肘在背部交会;

2. 感受肩膀及中下背部特别紧张的部位;

3. 慢慢地放松你的背部,将身体靠回椅子并将手臂放松地摆在大腿上;

4. 注意这些肌肉在松弛时、变换时及紧张时的不同感觉。

十、胸部

1. 双臂环抱肩部,胸腔向后,紧缩胸部;

2. 感觉胸口、肩胛周围特别紧张的部位;

3. 慢慢地放松胸部;

4. 注意这些肌肉在松弛时、变换时及紧张时的不同感觉。

十一、胃

1. 将胃往内缩,直到胃部周围像板子一样坚固;

2. 感觉胃、背部、肚脐周围特别紧张的部位;

3. 均匀呼吸,慢慢地将你的胃松弛到原来的样子;

4. 注意这些肌肉在松弛时、变换时及紧张时的不同感觉。

十二、腰部以下

1. 坐直身体,紧缩腰部以下的部位,包括大腿及臀部;

2. 将两腿并紧一点;

3. 感觉大腿的上方、底部及周围肌肉,臀部的肌肉与椅子相接触处等特别紧张的部位;

4. 慢慢地放松并注意臀部落在椅子上的面积差异和肌肤感受;

5. 注意这些不同的感觉。

十三、腿

1. 舒适地坐在椅子上,举起右腿,将脚趾朝向地面,离开地面并与地面保持垂直的角度,使整条腿都变得紧张;

2. 感觉脚掌、脚背、脚趾、大腿、小腿、脚踝、膝盖的前部和后部等特别紧张的部位;

3. 慢慢放松脚掌,再慢慢放松膝盖;

4. 慢慢地放松并放下腿,直到脚平稳地踩放在地上;

5. 确定你的腿已恢复到放松状态;

6 大注意这些不同动作的感觉;

7. 左腿重复这些动作。

渐进式肌肉放松是一项技巧,需要实际操作和不断练习。每次训练并不一定要把身体每一个部位的放松都一项不落地做完,也无需很长时间。可以根据自己的身体情况选择头部、四肢或是身体躯干某一个部位单独进行放松练习。在练习某一部位的紧缩和放松时,不要时间过长和过于用力,只要能分辨不同的紧张程度就可以达到放松的目的。整个放松过程要保持平缓而均匀的呼吸。

渐进式肌肉放松训练可以降低紧张感,释放压力,增加身体舒适感,使学习、工作和生活更有效率。

❸ 自律训练法

自律训练法是德国神经病理学家沃格特于 1890 年提出的。沃格特发现利用自我暗示可以消除疲劳和头痛,在此启发下,德国精神病学家舒尔茨进一步推进了沃格特的研究,吸纳了瑜伽等手法,完成了自律训练法。

进行自律训练时尽量选择比较安静的房间,房间内的光线不要太强烈刺眼,可以暗一些。需要穿着宽松舒适的服装,松开腰带,摘掉手表、发箍等紧束性饰物。

自律训练的姿势有三种,选哪一种都行,只要方便舒适就可以了。

第一种姿势:倚靠在柔软舒适沙发或躺椅上;

第二种姿势:坐在无靠背的凳子上,身体先前略微弯

曲,双手垂在两腿中间,双腿怎么舒服怎么摆放;

第三种姿势:仰卧,双腿分开约 20 厘米,双臂舒展地伸直在身体两侧,不要与身体接触。

做好准备工作以后,就可以进行自律训练了。

第一阶段　安静练习。闭目,在心中反复默念"我现在的心情非常平稳……",大约 5~10 秒钟。

第二阶段　四肢重感练习。右手比左手灵活的人按照"右手腕—左手腕—右脚踝—左脚踝"的顺序(左手比右手灵活的人按照先左后右的顺序)进行放松并自我暗示:"我的右手腕很沉重,越来越沉重……"→"我的左手腕很沉重,越来越沉重……"→"我的右脚很沉重,越来越沉重……"→"我的左脚很沉重,越来越沉重……"

需要注意一点,这一阶段的练习不要着急,不要急切地期待身体快点反应,而是将注意力放在感受身体上,体会身体变化。

第三阶段　四肢温暖感练习。与四肢重感练习一样,按照"右臂— 左臂 —右腿——左腿"的顺序(左手比右手灵活的人按照先左后右的顺序)进行自我暗示:"我的右臂很温暖,越来温暖,已经感到完全温暖了,我感到呼吸无比平静……"→"我的左臂很温暖,越来越温暖,已经感到完全温暖了,我感到呼吸无比平静……"→"我的右腿很温暖,越来越温暖,已经完全温暖了,我感到呼吸无比平静……"→"我的左腿很温暖,越来越温暖,已经感到完全温暖了,我感到呼吸无比平静……"

第四阶段　心脏调整练习。自我暗示心脏在安静中有规律地跳动。你能感觉到自己的心跳,然后不出声地对自己重复:"我胸腔感到温暖和愉悦,心脏跳平静稳定,我感到无比平静。"

第五阶段　呼吸调整练习。自我暗示悠长、轻松地呼吸。默默地对自己说:"我感到无比平静,我的呼吸无比平静……"

第六阶段　腹部温暖练习。进行自我暗示:"我的腹部暖暖的……暖暖的……",同时可以想象出刚喝了一杯热水后腹部的感觉。练习者在进行这个阶段的练习时要注意保暖。

第七阶段　前额清凉感练习。自我暗示前额有舒服、清凉的感觉。练习者在进行此项练习时可同时进行自我暗示："我的前额是凉凉的……凉凉的……"同时可以想象把冰块放在前额上那种凉凉的感觉。

最后，练习者在将要结束标准练习时，可先做 2~3 次的四肢伸展动作，让双手慢慢握拳再慢慢张开，让双腿慢慢屈伸，之后尽量舒展一下后背，接着做 2~3 次的深呼吸，最后平静地睁开双眼，结束练习。

做完整套自律训练需要 15~20 分钟左右的时间。自律训练法简单有效，已被广泛化应用在各个领域中。如今已被应用于焦虑、紧张、烦躁、失眠、情绪低落等神经症状的治疗中，并已作为矫正青少年不良性格及应试考生、临场的演员和运动员怯场症的一种训练手段。

此外，练习者在做自律训练时还要注意以下几点：①要注意按照程序进行练习。练习者最初练习时每次可只进行第一、二阶段的练习，之后可逐渐增加，直到能完全熟练地进行各阶段的练习为止。②要持之以恒。练习者每天至少要做 1 次自律训练，不能间断，2~3 个月为一个疗程。③在进行练习之前要注意排便、排尿。④在练习期间要注意不喝冷水和冷的饮料。⑤糖尿病、心脏病、高血压等患者要注意自己的身体状况是否允许进行自律训练,最好能够与医生进行沟通,在医生的指导下进行训练。

❹ 音乐放松减压法

音乐是我们心灵最亲密的朋友,更是我们心灵的保健医生。人们的精神在压力增加时,比较容易接受一些消极的心理暗示。音乐声波的频率和声压会引起心理上的反应。在压力面前,身体会因为有音乐的防护而产生较为温和的生理反应,甚至让压力快速弱化以致消失。

一些优美悦耳的音乐能够提高大脑皮层的兴奋性,促使人体分泌有利于健康的活性物质,可以调节体内血管的流量和神经传导,进而改善人们的情绪,激发人们对美好事物和生活的想象,让精神游弋在一种愉快的环境中。此时,会让人感到头脑清醒、身体轻松、精力充沛、情绪稳定。

音乐之所以能够抚慰心灵,调节情绪,不仅仅只是因为旋律和节奏的作用,音乐的物理作用也是很有舒缓效果的。

音乐是一种振动，它能直接使人体器官产生共振。研究发现，当人体细胞的振动与外界协调舒缓的音乐一致时，人就会有舒畅的感觉，达到身体、精神的和谐与舒适。音乐的节奏会影响人体的荷尔蒙以及肾上腺素的分泌，选择适当的音乐可以使人们的精神压力得到缓解，音乐放松治疗可以达到药物治疗难以达到的效果。

音乐能够改变大脑的平衡能力，达到安神的效果。在紧张的压力下，人体的类固醇会上升，在听了放松类型的音乐后，身体、精神会逐渐平静下来，类固醇的分泌也得到了相应的控制，人体可以获得更强的抵抗力。

情绪焦躁的人可以选择一些慢节奏、令人思考的乐曲，如古典音乐的慢板部分，这些音乐可调整心绪，克服急躁情绪。悲观、消极的人宜多听一些明亮、粗犷和令人振奋的音乐，这些乐曲可以帮助人树立信心，振奋精神。

人的大脑能够发出四种不同的脑波：α 波、β 波、δ 波、θ 波。

当大脑发出 α 波时，人的意识清醒，这时感到身体放松，身心消耗能量最少，脑部获得能量最多，灵感和直觉变得敏锐。在这种模式下，人处于放松式的清醒状态中。α波以每秒钟 8~12 周波的频率运行着。

当大脑发出 β 波时，人的身体处于紧张状态，能量消耗较大，感到疲惫。当人们处于清醒、专心、保持警觉的状态，或者是在思考、分析、说话和积极行动时，头脑就会发出这种脑波，它以每秒钟 12~25 周波的频率运行着。

θ 脑波，是人们沉于幻想或刚入眠时发出的脑波。它以每秒钟 4~8 周波的频率运行着。这正好属于"半梦半醒"的朦胧时段，在这种状态下，人的大脑正在处理白天接收的资讯，而许多的灵感可能就在这个时候突现。

δ 脑波，是人们沉睡无梦时发出的脑波。它以每秒钟 0.3~4 周波的频率运行。睡眠质量的好坏与 δ 脑波有着直接的关系。

那么，什么才是最适合工作和学习的脑波？

当人们需要接收大量的科学资讯，以便更加了解某种事物时，最好是处于 β 脑波状态。然而，根据研究、了解该项事物之后，整合资讯的最佳时机却使人处于放松的清醒的状态中，这时放出的是 α 脑波。当我们处于 β 脑波状态时，或许我们正集中注意力处理手边的问题，或许是在参与日常活动，但此时我们的直觉之门是关闭的。有研究表明，当我们处于 α 脑波状态时，会感到情感积极、精神清晰乐观。此时压力和焦虑降低，可以中止不良情绪的循环，平静放松，恢复活力，心灵比较开放，易于接受外来事物。

当我们需要缓解不良情绪、释放压力、恢复潜能、保持饱满状态的时候，可以选择 α 脑波音乐，当我们的脑细胞、身体细胞与音乐 α 波的发生共振以后，就可以达到调节情绪、消除压力，提高记忆力、专注力，促进食欲、提高睡眠质量的目的了。

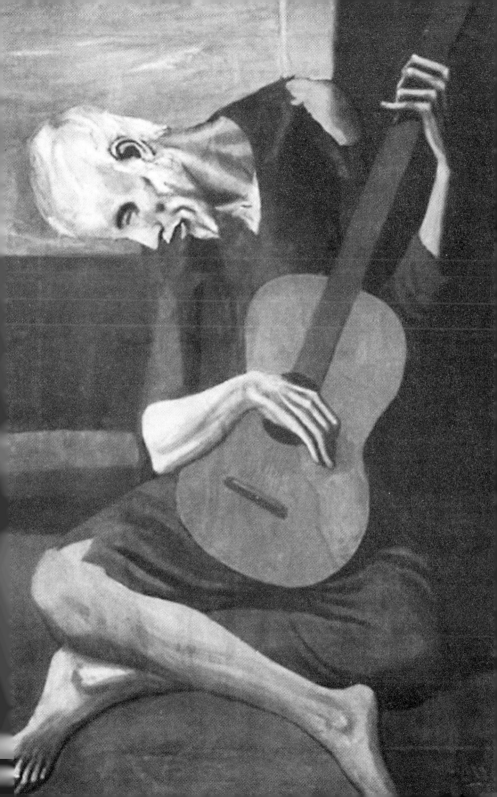

三
如何改变思维方式

　　小琪在何华医生那里接受了一段时间的心理治疗,加上配合药物治疗,她的精神状态、情绪、压力释放、睡眠、食欲等各方面都有了显著的改善。在各种释放压力的训练中,小琪尤其喜欢用"音乐放松法"减缓压力。每天早上,小琪醒来后,播放旋律轻快的陶笛音乐迎接新的一天;吃完早餐,小琪一边静静地聆听巫娜演奏的古琴曲,一边静静地做腹式呼吸放松训练;每天下午4点多钟,只要天气不错,小琪都会去楼下的小区花园里散散步,这时她会戴着耳机听下载的α脑波音乐;晚上临睡时,小琪则躺在床上做自律放松训练。日子一天天过去,她恢复得越来越好。

小琪是一个非常配合治疗的患者,何医生每次与她的沟通都轻松愉快。不过每当提到工作的事,小琪就会避而不谈。

"小琪,你觉得自己康复以后会回到以前的工作岗位上去吗?"这一天的心理咨询中,何医生询问她道。

小琪低头想了一会儿,没有吭声。

"在工作中有什么不开心的事、无法适应的工作程序,或者不喜欢的人吗?"何医生见小琪不吭声,继续问道。

"我……我觉得……觉得自己是个很给别人麻烦的人……"讲到这里,小琪的眼眶红了。

"哦?为什么这样说呢?"何医生耐心地看着她。

"我……我也不知道……"小琪惴惴不安地说。

"没关系,说说你知道的,或者你感觉到的。不要紧张,我们聊聊,看看是什么原因。"何医生鼓励小琪说出心里的想法。

小琪看着何医生,鼓起勇气,开始诉说心里话:

"从小到大,我就是一个很乖很让父母放心的孩子。我对父母、老师的话唯命是从,永远把自己想说的话、想做的事放在第二位，委曲求全地活着。别人都赞我是个乖孩子、好学生。父母的朋友同事、邻居们都把我作为教育他们自己孩子的榜样，'听话'是我身上最大的特质，我自己也越来越习惯这样的生活方式。

"顺利考上了本市的一所大学以后，老师们也都对我的'听话'赞许有加，但是我的朋友并不多，算来算去只有小文一个人属于我的贴心朋友。大学毕业后，我进入现在这家不错的公司，这时候，问题来了……

"刚开始，一切看起来都挺顺利的，然而没过多久，我发现自己并不太受同事欢迎。大家说我没有思想、没有团队精神，还说我是个任性的人……"说到这里，小琪大声地哭出来，看得出来，她心里有很多委屈。

小琪一直不停讲，仿佛一口气把自己憋了很多年的心里话讲了出来。何医生一直静静聆听着，不时用眼神鼓励小琪。

"小琪，你知道吗？生活、工作会在方方面面带给我们压力，除了前段时间我教你学习的几种消除压力的放松方法以外，还有一种很重要的控压方法，就是要学会改变我们的认知。"

"改变认知?"小琪不解地看着何医生:"我看待事物的认知方式有问题吗?"

"我举个例子。当两个人不小心摔碎了装着热水的杯子时,其中一个人会想:'哎呀,杯子摔坏了,真倒霉!'另外一个人会觉得:'哎呀,杯了虽然摔坏了,但是我没有被杯子里的热水烫到,真幸运!'你看,即使是发生了同样的事情,由于对待事物的看法和视角不一样,有的人会悲观失落,而有的人会觉得自己很幸运。这两种人在生活中感受到的压力是截然不同的。"

听了何医生的话,小琪好像有所领悟。她停下来想了一小会儿,对何医生说:"我大概明白您的意思了,可是道理我懂了,实际做起来却很难啊!何医生,我很想改变自己的认知,有什么方法吗?"

"有的!"何医生的眼睛里充满笑意,好像在赞许小琪敏捷的领悟力:"所以,在接下来一段时间的咨询里,我们将进行改变认知的训练,以便培养自己积极、灵活的思维方式。"

⚊ 情绪 ABC 理论

情绪 ABC 理论是由美国心理学家埃利斯创立的。在 ABC 理论模式中，A（activating event 的第一个英文字母）是指诱发性事件；B（belief 的第一个英文字母）是指个体在遇到诱发事件之后相应而生的信念，即他对这一事件的看法、解释和评价；C（consequence 的第一个英文字母）是指特定情景下，个体的情绪及行为结果。

通常人们认为，人的情绪和行为反应是直接由诱发性事件 A 引起的，即 A 引起了 C。ABC 理论指出，诱发性事件 A 只是引起情绪及行为反应的间接原因，而人们对诱发性事件所持的信念、看法、理解 B 才是引起人的情绪及行为反应的更直接的原因。人们的情绪及行为反应与人们对事物的想法、信念有关。

例如：两个同事一起上街，碰到他们的总经理，但对方没有与他们招呼，径直过去了。这两个同事中的一个认为："他可能正在想别的事情，没有注意到我们。即使是看到我们而没理睬,也可能有什么特殊的原因。"而另一个却可能有不同的想法:"是不是我有什么地方做错了,他就故意不理我,下一步可能就要故意找我的岔子了。"两种不同的想法会导致两种不同的情绪和行为反应。前者可能觉得无所谓,而后者可能忧心忡忡,以致无法平静下来干好自己的工作。从这个简单的例子中可以看出,人的情绪及行为反应与人们对事物的想法、看法有直接的关系。在这些想法和看法的背后,有着人们对一类事物的共同看法,这就是信念。前者称之为合理的信念,而后者则被称之为不合理的信念。合理的信念会引起人们对事物适当、适度的情绪和行为反应;而不合理的信念则相反,往往会致不适当的情绪和行为反应。当人们一再坚持某些不合理的信念,长期处于不良的情绪状态之中,最终将导致情绪障碍的产生。

一些人相信他们的糟糕情绪来自于自己无法控制的事件。他们可能会忧心忡忡:"我怎么可能会开心?我的女朋友抛弃了我,女人总是看不起我。"或者有人说:"我怎么可能不自卑,我至今一事无成,我的事业乏善可陈,我买不起房也供不起车，我本人平庸无能，现实就是连我都看不起我自己。"一些人认为，自己情绪低落是理所当然，因为最近生病了，或者经历了数次令自己失望的事情；还有一些人将坏心情归罪为社会现状——拥堵的交通、恶劣的天气、物价上涨、贫富差距越来越大……

当然，这些观点都有一定的道理。我们的情绪会或多或少地受外界事件、身体状况以及过去的冲突和痛苦经历的影响。但是，这些观点是建立在我们无法控制自己的情绪基础之上的，如果我们相信"自己对事物的判断是100%准确的""我无法改变自己的情绪"，那么我们只能成为自身痛苦的牺牲品。

❷ 认知情绪疗法

如果想摆脱错误认知让我们在生活中一而再、再而三陷入痛苦的泥潭，那就必须认识到——是自己的想法和态度，而不是外部事件决定了自己的情绪。我们可以学会改变此时此地自己的思考、感受和行动方式，进而改变自己的生活。

举一个简单的例子来看看认知是怎样影响我们的情绪的。假如你尊敬的人批评了你,你的感受如何?

如果你告诉自己——没能处理好这一问题,全是你自己的错,你会感到内疚;

如果你觉得是其他人看不起你、排挤你,你会感到焦虑和不安;

如果你告诉自己——这都是他们的错,他们没有权利这样批评你,那么你会感到愤怒;

如果你是一个自尊感很好的人,你会好奇并试图去理解其他人的感受和想法。

你看,不同的情绪都反应来源于你对批评的解读方式。你传递给自我的信息对你的情绪有巨大的影响,不过,重要的是,我们可以由此发现,通过改变想法,就能够改变自己的感受。

想摆脱坏情绪的影响,**第一步**要了解一下特定的消极想法会产生什么样的负面情绪。

失落感会产生悲伤和抑郁的情绪。比如说,当你被在自己非常在乎的人拒绝了、丢掉了工作、失去了一次自认为非常重要的机会、亲人的离世时，你会觉得自己失去了一切。

预期未能实现的事情会带来挫折感。比如说，出门以后发现遗忘了重要的东西会觉得很不安、觉得塞车导致迟到等，这些都会让你觉得理想的状况不应该是现在这个样子的。

危险感会导致焦虑和惊恐。例如在公共场合发言、在很多人面前演讲，当你猜测自己会出丑的时候，紧张不安的情绪会提前让你的声音颤抖、大脑一片空白。

负罪感来源于认为自己是个坏人的想法。当你拒绝了朋友、同事的不合理要求时，你会因此感到一阵阵地羞愧。你为自己的所作所为感到丢脸，产生愧疚。

自卑感来源于自己不如别人的想法。看到有人在容貌、气质、工作能力等方面强于自己时，往往会觉得自己一无所是。

受到了不公平的待遇时会导致愤怒感的产生，一是觉得有人对你不公正，二是觉得有人想从你这里捞取好处。

当你告诉自己,你总是独自一个人,没有人关心你,也没有人爱你的时候,你会产生孤独感。

当你坚信自己的问题会一直存在,事情不会有任何改观的时候,会导致沮丧和绝望。例如拥有"我永远也战胜不了抑郁症了""我是不可能减肥成功的""我再也找不到一个爱我的人了""我将一直落魄下去"等想法时,沮丧和绝望就会牢牢笼罩在自己身上。

从以上内容可以看出,在现实生活中,虽然你可能认为这些想法都是合理的,但是绝大多数让你的情绪变得糟糕的消极思维都是不真实的、被扭曲了的。当然,人不可能任何时候都处在快乐之中,也不可能总是完全地理智和冷静客观。假如你的亲人患病,产生担忧是很正常的,这种悲伤忧虑的情绪正是关心亲人的表现。但是我们所说的是不真实的消极思维和错误认知,这些会蒙蔽、愚弄你自己,学会摆脱破坏性的想法和情绪是人生非常重要的一课。

第二步,让我们来看看错误的、扭曲的认知有哪些。

非黑即白的思维　这类错误认知喜欢用"全"或"无"

的分类方式看问题。如果有一点不完美，就会认为自己是失败的。例如一位正在节食的女孩，当她吃了一勺冰激凌以后，感觉"自己的减肥计划完全被破坏了"，于是她一边心烦意乱，一边吃下了更多的冰激凌和油炸食品。

过度概括　这是一种把一件单纯的消极事件，如失恋或事业的挫折，看成是永远没有终点的失败的扭曲认知。每次想到这个挫折时，会用"总是""从不"来形容。一位情绪消沉的中年男子发现自己在塞车中快要迟到的时候，感觉"为什么每次重要的时刻都会遇到塞车？我总是这样一个倒霉的人！"

心理滤除　就像一滴墨水使一大杯水染上颜色一样，这类扭曲认知会使人沉溺于一点点消极的细枝末节，好像看到的所有现实都成了一片黑暗。例如一位成绩优良的学生，在一次活动中，他受到了不少老师和同学的好评，但是有一位老师向他提出了温和的批评和建议，他因此在很长一段时间内都闷闷不乐，难以接受批评，对好评则视而不见。

优势打折　这种认知拒绝成功的经验，认为它们"没有价值"。如果出色地完成了工作,会认为这还不够好,或者其他人能做得比自己更好。优势打折的错误认知减少了生活中的快乐,让人无法体会成功的乐趣。

"读心术",妄下断言 这种扭曲认知会让人在没有事实依据的情况下就得出负面结论,总是用一种算命式的猜测方式预测事物的糟糕一面。"我预感不好""我感觉再也好不起来了""肯定别人会认为我是失败者"……把自己总是笼罩在负面的诅咒之中。

夸大与缩小 夸大问题和缺点的重要性,缩小优秀品质的重要性。

情绪推理 这类错误认知认为消极的事情和情绪是整个事情的真实情况。"我害怕吃生蚝,所以生吃海产品是一种恶心的事情""我很生气,这说明我被不公平地对待了。"以点带面、以偏概全

"应当"模式 认为做什么事请都应该是自己希望或期待的那个样子,"必须……""应该……"。"应当"模式的扭曲认知会导致内疚、挫败、失望和愤怒。例如:"文件就应该当天交""桌子必须事先整理好""我不应该吃甜甜圈"

……过多的"应当"模式会激起逆反心理，激发强烈的"对着干"的反抗欲望。

乱贴标签　先给自己或他人描绘一幅否定的画像，然后贴上标签，当有什么事情发生的时候，就会把原因归结在标签上。例如：当一个有这样扭曲认知的人自己犯了一个错误时，他没有总结经验教训，而是给自己贴上"笨蛋""傻瓜""倒霉蛋""我总是一个失败者"的标签；如果是别人触怒了他，他会为对方贴上"本质恶劣""混蛋"等标签。这类错误认知会导致愤怒、焦虑、自卑和挫败，对自己的境遇变得敌对和绝望。

自责和他责　这类错误认知要么觉得自己应该对不能完全控制的事情负责任，要么觉得他人和环境应该对一切自己控制外的事情负责任。例如：一个孩子在学校表现不好，觉得自责的家长并没有努力找出原因帮助孩子成长，而是一味觉得"都是我的错，我真不是一个好妈妈"；而习惯他责的母亲则会认为"都是其他孩子欺负我的孩子才会这样的，老师真是不负责任！现在整个教育体制都有问题……"

现在,我们了解到:

●是自己的信念,而不是外部事件,导致你产生了情绪;

●特定的消极想法产生了特定的负性情绪;

●让你抑郁、焦虑、自责、愤怒、受挫等消极想法,即使看上去是合情合理的,但往往是扭曲和错误的。

接着,我们要进行改变认知的**第三步**:自我觉察。

进行"自我觉察"训练可以让头脑变得灵活,轻松意识到自己与消极情绪密切联系的被扭曲的想法是什么,只需做到下面三点,就能改变认知上的扭曲和错误。

1. 将出现在脑海中的焦虑、紧张、抑郁、不安、愤怒、恐惧等负面情绪记录下来。

2. 对照前文"10种错误扭曲的认知",找出并写下自己的消极想法和情绪体验。

3. 思考自己是不是还可以用其他想法来看待事情。

让我们看看怎样实际操作这三个步骤:

方翔是一所重点高中的高三理科生,数学成绩拔尖。

进入高三冲刺阶段以后，他所在的学校准备在高考前进行五次模拟考试。第一次、第二次模拟考试后，方翔对自己的成绩比较满意，但是在第三次模拟考试中，他最为自信数学一科却没有考及格。面对这个成绩，方翔心烦意乱、寝食难安，觉得前途一片晦暗，甚至想自杀。父母惊诧于他的脆弱和悲观，将他送到心理咨询师那里。

在心理咨询师的要求下，方翔写出了导致他心情糟糕的消极想法：

1. 如果最拿手的数学考不好，就没法考上理想中的某大学；

2. 考不上某大学，就不会有好的人生和未来；

3. 考不上好大学，辜负了父母和老师这么多年的培养；

4. 自己的理想就是考上某大学，如果考不上，自己学习这么多年吃的苦全都白费了，这只能证明我是个废物，继续学下去也是如此令人失望的结局，还有什么努力的必要呢？

对照10种错误的扭曲认知，方翔找出了导致自己不良

情绪的思维方式:

1. 非黑即白的思维。"考不上理想中的某大学就不会有美好的人生和未来"。

2. 情绪推理。认为最拿手的数学科目上没有考好失败必然会导致高考失败。

3. 优势打折。数学没有发挥好,但是语文、英语成绩却比以往略有提高,可他自己并没有注意到这方面的进步。

4. 读心术、妄下断语。"考不上好大学,辜负了父母和老师这么多年的培养"。

5. 过度概括。一次模拟考试的单科成绩不理想,"以前吃的苦全都白费了""总是一个失败者""是个废物"。

发现自己的扭曲认知以后,方翔冷静下来思索,发现了自己看待客观事物的认知模式确实存在问题。在咨询师的鼓励和帮助下,他与父母、老师进行了真诚恳切的交流,并且与同龄的同学们一起探讨了对当前一些问题的看法。对自己的问题进行冷静的思索以后,他归纳了以下几点:

1. 在自己看来,"考不上理想中的某大学就不会有美好的人生和未来"，但是在现实生活中，考上某大学的人并不是个个都拥有幸福无缺的生活；考上其他大学、甚至没有考上大学，拥有美好人生的也大有人在。这种错误认知让我焦虑、恐惧、抑郁。

2. 由于在最拿手的数学科目上没有考好，我情绪低落，认为一次失败必然会导致高考失败，甚至是人生的失败。这让我有深深的挫败感，情绪更加沮丧。

3. 这一次模拟考试，虽然我的数学没有发挥好，但是语文、英语成绩却比以往略有提高，说明我的复习策略是有效可行的。我没必要一味地自我谴责，感到沮丧郁闷。

4. 我认为"考不上好大学，辜负了父母和老师这么多年的培养"只是我自己的推测，我不能用自己的想法代替别人的观念。父母、老师对我多年培养，并不仅仅只是为了让我考上一所好大学，而是为了让我成为一个有爱、有主见、有思想、品性坚毅的人。哪怕我没有考上理想中的大学，只要我在生活中拥有这些优良品质，我就是一个优秀的人，没有辜负他们的培养。

5. 一次模拟考试的单科成绩不理想，并不意味着"以前吃的苦全都白费了"，也不代表未来一片黯淡，以前的学习和高三以来第一次、第二次模拟考试的成绩说明我并不一定"总是一个失败者""是个废物"，这种想法让我不断消沉，甚至产生了难以抑制的悲哀感和绝望感。

6. 一次模拟考试成绩不佳，并不意味着我不能考上理想中的大学。就算我没能考上理想中的大学，并不能说明我是一个失败者。每个人在人生的不同阶段，所追求的理想目标是不一样的，对于"成功"的看法也是不同的，我可以用发展的眼光看待自己的失败和理想。通过认知情绪疗法的帮助，方翔找到了负面情绪与不合理思维模式之间的关系，他重新投入到学习和生活之中，思维方式变得更加积极灵活。

认知情绪疗法的目标是改变情绪，改变对生活的理解，对抑郁、焦虑、恐惧症、愤怒、自责和自卑等问题都是非常好的治疗方法。这种方法对我们每天生活中碰到的各种问题都有明显效果，包括人际关系中的问题。但是对于处于躁狂期的躁郁症患者，仅仅使用认知疗法是不行的。

听了何医生的详细介绍，小琪欣然地接受认知情绪疗法。回家以后，每当她脑海中出现焦虑、紧张、抑郁、不安、愤怒、恐惧等负面情绪时，她就按照何医生指导的方法记录下来。一周以后，她拿着记录单来到何华医生的心理诊所。

何医生发现，小琪目前这个阶段的负面情绪和工作有极大的关系。

1. 一清早到达公司，等着我的就有很多工作。每当我想到要去完成那么多工作，就感到太可怕了，我的工作太多了。

2. 每天工作结束时，看到自己还有没完成的工作，我觉得自己拖累了大家的工作进度。

3. 我应该跟上团队里每一个人的节奏，可我永远也赶不上进度，是一个缺乏团队精神的人。

4. 我总是会犯错误或者忘记重要的事情。

5. 如果我做不好，大家都会厌弃我。

6. 每次我还没有准备接受新的工作的时候，大家会觉得我是个任性的人。

7. 我这样只会听话、唯命是从，不会表达思想的人，就是一个无用的废物,是父母一辈子的负累。

8. 每次想到这些,我都觉得抑郁悲伤、紧张焦虑、自责羞愧、疲倦厌烦、缺乏兴趣、孤独寂寞,很多时候在这样的反反复复思考中,我耗竭了自己所有的精力。

在何医生进一步的指导和帮助下,小琪对照"10种错误扭曲的认知",试着慢慢找出并写下自己的消极想法和情绪体验。经过分析,她总结出以下几点:

1. 夸大:"每当我想到要去完成那么多工作,就感到太可怕了,我的工作太多了"。(紧张焦虑)

2. 心理滤除:每天下班时,总有工作没有做完。(抑郁悲伤、疲倦厌烦)

3. "应当"模式:"我应该跟上团队里每一个人的节奏"。(自责,孤独寂寞)

4. 自责、过度概括:"我永远也赶不上进度,是一个缺乏团队精神的人""我总是会犯错误或者忘记什么重要的事情"。(自责羞愧、疲倦厌烦,感到抑郁)

5. "读心术"、妄下断言:"如果我做不好,大家都会厌弃我""是父母一辈子的负累"。(羞愧自责、抑郁悲伤、紧

张焦虑)

6. 乱贴标签：只会听话、唯命是从，不会表达思想的人，就是一个无用的废物；"是一个缺乏团队精神的人"。（孤单寂寞、抑郁悲伤）

7. 情绪推理：我情绪低落，所以觉得自己在工作和生活中"是一个无用的废物"。（抑郁悲伤、羞愧、缺乏兴趣）

"原来我是这样看待工作和生活的啊！"看着长长的列表，小琪感叹道，"怪不得我总是难以放松下来，感觉压力很大，情绪抑郁低落，这么多念头一直以来反反复复在我的脑海中萦绕。何医生，这些信念都是错误的认知吗？"

"是啊，这些都错误的想法和信念吗？让我们一起来分析分析。"何医生巧妙地回答道。

1. 每天清早，我看到的不是自己手头的工作，总是担心所有的工作不能完成，夸大了工作量和工作难度。

2. 每天下班，我眼睛里只盯着自己没有完成的很小一部分工作，完全忽略了自己一整天完成的工作。这导致我丝毫没有成就感，对工作越来越兴趣索然。

3. 我企图跟上团队里每一个人的节奏，并因为做不到这一点而感到自责愧疚，在心中不断积累失望感、挫败感，我还因此不断回避其他人，封闭自己，让自己感到孤独寂寞。但是，团队里每一个人的工作内容和工作量是不一样的，工作节奏也就不一样，我试图追赶上每一个人的节奏和进度，这是不可能的事情。而且有时候因为我的工作进度稍慢，大家有了整合思维的时间和机会，反而让工作业绩更高。

4. 我认为自己总是会犯错误或者忘记重要的事情，这是在对自己进行负面的心理暗示。如果我相信"今天是高效的一天，我会做得很好""只要细心，是可以避免犯错的"，那么我就不会总是战战兢兢，充满焦虑。

5. 我觉得自己做得不好，大家厌弃我，嫌我任性，这是我自己揣测出来的。事实上，在公司里可能会有人不喜欢我，但是绝大多数同事对我都是友善的。在我抑郁症初发时，情绪低落，心烦意乱，同事们为了给我加油打气，还在下班时组织了美食聚会，希望让我开心起来；在我生病请假期间，很多同事也打电话来慰问我，期待我康复以后回到工作岗位。这些都表明，公司的同事们并不排斥我、厌弃我，我也不是一个脱离团队、缺乏团队精神的人。

6. 我的父母爱我,希望我能过上幸福的生活,我也希望能够陪伴他们享受舒适的晚年生活,爸爸妈妈需要我的陪伴、我的爱,我不是他们的负累,也不是"一无是处的废物"。

7. 以前在学校里,我的"听话"为我带来了很多赞美。但是进入公司以后,一个只会"听话",没有任何创新的人,不会为公司带来更高效益,也不会为自己带来成就感。今后如果我回到工作岗位后,可以多和大家沟通交流,表达自己心里真实的想法,在提出自己的创意。事实上,很多年前,我就一直渴望能够把自己的想法表达出来,不再唯唯诺诺,做一个只会听话的木偶。

写完这一切,小琪感觉自己仿佛卸下了长期压抑在心头的重担,内心无比轻松。以前的生活如同在一片烟雾弥漫的梦中,自己曾经因为看不清未来而悲哀哭泣,为寻找出口而疲于奔波,为失落茫然而抑郁低落……现在,迷雾散去,噩梦醒来。她长长地舒了一口气,抬头看着何医生,露出了久违的笑容。

何医生也露出笑容,他们的眼睛里,闪烁着亮晶晶的光芒。

"小琪,祝贺你学会了觉察思维和情绪,重新认识了自己! 面对新的生活,除了摒弃扭曲的信念、错误的思维方式以外,还需要树立正确的信念。"

遇事尽量挖掘值得肯定的一面,哪怕只有一件。

患上抑郁症以后,人很容易只看到自己的缺点,看不到自己的优点。预测未来,也容易产生悲观的想象,看不到比较有希望的事情。如果在所能想象到的消极之中,发掘出一点积极的东西,哪怕只是一件事,也会得到些许安慰。不断累积自己用积极的眼光看问题的能力,就会形成积极思维,进而形成积极的心态和生活方式。

接受那时、那样的自己

在不同的人生阶段,人所追求的目标和适应的生活方式是不一样的。不同的年龄,不同的思维层次,看待事物和解决问题的能力也是不同的。很多时候,每当我们回顾自己已经走过的某一人生历程时,会发出"那时的我好傻""当年怎么那么蠢""要是以前没有……就好了"的感叹。抑郁症患者尤其容易用悲观的眼光看待自己的过去,感觉未来一片晦暗。

要学会理解,在"那时",自己由于年纪所限、思维意识达不到现在的水平,只能用"那样"的方式去处理当时所遇到的问题。一直纠缠在过去之中不断否定自己是没有意义的,接纳过去自己的选择和决定,用积极的心态看待现在和未来的生活。

原谅自己

很多抑郁症患者都习惯苛求自己"必须……",如果没有做到,就会自责内疚。对待自己有时要适当宽容一些,用"这样就可以了"的想法,对待行动和结果。

全面思考问题

很多抑郁症患者经常习惯从一件事物或一个方面片面性地思考问题,心理视野非常狭窄。

"除了死,再也没有解决方法了";

"我不能失去她,失去了她,我再也找不到可以爱的人了,我这辈子就毁了";

"没有任何出路了,我绝望透了"……

这样的片面思维让人看不到解决问题的其他可能性,

在生活中四处碰壁,情绪低落抑郁。

累了就休息一下

这里的"累"并不是指身体劳累,而是精神上的疲乏。此时应该寻找到自己的压力所在,用多种方式释放压力。其实很多时候,身体进行运动时,大脑会关闭喋喋不休的负性思维自动循环,此时恰好是心灵最好的栖息时机。

此外,在精神疲倦的时候,不要做任何重大决定,否则容易在事后后悔自责,造成不必要的损失。

活着本身就是一种幸福

人生既会有非常开心的时候,也会有痛苦的时候。认为"如果不开心那还算什么人生"的想法本身就是一种谬论,开心也好、痛苦也好、无聊也好,把这些都包容在一起才是真正的人生。

所谓人生,并不能用非黑即白的方法来划分幸福。到底什么是幸福、什么是不幸,并没有所谓的正确答案。每个人对快乐和幸福的理解不同,感受也是不同的,能够接受自己,就是幸福的体现。所以,要时时告诉自己,活着本身就是一种幸福。

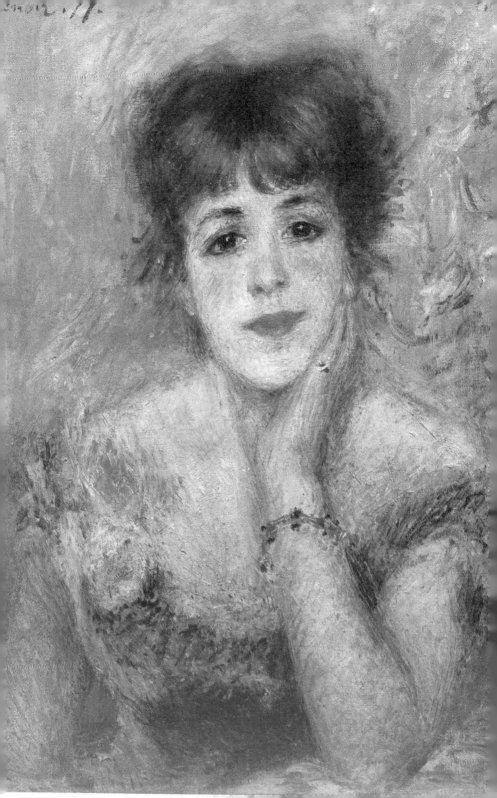

四
不蓄积压力的生活方式

在一个阳光明媚的早上，小琪和小文一起来到何华医生的心理诊所。

"小琪，现在回到工作岗位，一切都还好吧?"何医生关切地问道。

"一切都好！刚回去工作的前两个月还有些不适应，不过大家很照顾我，特别是小文，特意申请调动到我工作的部门，一直陪伴我、帮助我，我现在已经完全适应重回工作岗位了。"小琪说话的语速比以前快了一些，笑起来眼睛弯弯的："何医生，谢谢你对我的治疗和帮助！今天我和小文特意来看看你。"

小文也笑眯眯地看着何医生："现在小琪不仅摆脱了抑郁症的困扰，人也变得开朗多了。"

何医生给小琪、小文各倒了一杯水，坐在一起聊起来："你们来得正好！我正想对小琪做一项治疗半年以后的追踪回访呢。"

"嗯，上个星期我去医院高医生那里进行了复查。各项指标已经趋于正常，服药量也逐渐减少。高医生建议我到你这里来做一个心理测评。何医生，你最近忙吗?"小琪问道。

"我最近在写一本关于抑郁症的书，一方面希望有越来越多的人了解抑郁症，关爱抑郁症患者；另一方面，希望能够借此倡导一种不蓄积压力的生活方式。"何医生答道。

小文好奇地问："不蓄积压力的生活方式有哪些呢?"

❶ 良好的睡眠使大脑获得充分休息

白天，我们的大脑在一刻不停地工作，到了晚上，睡眠就成为连续工作的大脑获得休息的方式。如果睡眠不足，从早上开始,人就会晕乎乎的,脑袋、身体发沉。思考力、注意力降低,做事效率低下,容易出错。而这些问题的出现,会增加人在生活中的压力指数。对身体而言,睡眠不足本身就是一种压力。

确保充足的睡眠对解决压力问题非常重要。但是,并不是只要睡了足够长的时间,就能保证睡眠质量。重要的是第二天早晨能够畅快地苏醒,白天能够精力充沛地活动。每个人具体需要的足量睡眠时间是不同的,可以留心观察自己睡眠以后的精神状态,确保自己的睡眠时间合理,睡眠质量良好。

有一些窍门,可以确保给自己香甜的睡眠。

营造良好的睡眠环境

睡眠最佳环境是保持睡眠的房间全黑,不要有任何灯光,这样比较容易入睡,睡觉时也就安稳。黑暗中人脑下方的松果体可以分泌褪黑激素,此物质能帮助人类脑细胞松弛,进入睡眠状态。

睡眠时需要卧室通风良好。足够的氧气可以抑制交感神经兴奋,让副交感神经发挥作用,有助于睡眠品质。

有规律的生活

因为需要上夜班的原因总是熬夜，或为了消除睡眠不足而在白天沉睡，这样会打乱睡眠周期，造成夜晚失眠。中医理论认为，在夜间至第二天早晨，人的淋巴系统、肝脏、肺脏、肠胃等器官需要休息和排除废物，如果长期熬夜，不仅身体会提前老化，而且内分泌系统也会出现问题，对身体造成巨大的损伤。

困了以后，马上上床睡觉

如果在没有困意的时候强迫自己睡觉，不仅会辗转反侧，难以入眠，还会令人感到焦灼不安而愈发地失去睡意。如果上床以后 30 分钟还睡不着，那就应该下床看看书，或做点其他舒缓的事情，放松焦虑感和压力，等有了困意立刻上床睡觉。

因空腹而睡不着时，在不给胃肠增加负担的条件下，简单吃一些东西

吃得太饱会妨碍睡眠，空腹也会难以入睡。空腹时，在不给肠胃增添负担的条件下，食用一些营养丰富又易于消化的松软食品，如米粥、牛奶等。

睡前饮酒要控制

一些人认为,睡前喝点酒能帮助入睡,既不用吃药,还能解除失眠困扰。实际上,睡前喝酒助眠是一种错误观点,甚至适得其反,结果是酒喝得越多,睡眠就越困难。

尽管酒精可以帮助人们快一些入睡,但在入睡后的时间里,它的作用却是非常消极的。酒后引起的睡眠与正常生理性入睡完全不同,酒后入睡其大脑活动并未休息,甚至比不睡时还要活跃得多。因而,睡前饮酒多的人在睡眠过程中会频繁醒来,也就是常说的"睡得不踏实",深度睡眠的时间大大减少,而且第二天早上醒得却格外早。

睡前饮酒最易致"胃不和",影响胃肠消化功能,久而久之对人体会造成诸多危害。而且,酒中含有许多有害物质,这些物质进入人体后,要靠肝脏的解毒功能才能排出体外。白天人体新陈代谢较旺盛,酒中毒素相对容易被排泄(如从汗液和尿中排出),但夜晚饮酒入睡后,人体新陈代谢减慢,肝脏的解毒功能也相应减弱,有害物质容易积蓄,故对健康极为不利。经常夜饮后才入睡的人,还可能导致酒精依赖、酒精中毒性精神病、神经炎及肝脏疾病等。

睡前放松

随着智能手机的普及，越来越多的人喜欢在睡觉前用手机与人交谈、玩游戏、浏览网页新闻、接发邮件、看电子书，等等。这些都会刺激交感神经兴奋，抑制副交感神经发挥功能，导致睡眠障碍。

人的自主神经系统有交感神经分系统和副交感神经分系统。交感神经分系统负责加快生理运作，让人兴奋、活跃。但是人不可能一直兴奋活跃下去，此时需要副交感神经分系统来舒张血管、减缓心跳和代谢水平、保存能量和修复器官。如果睡觉前神经系统处在一个紧张、活跃的状态中，就会有睡不着的时候。

最好能够在睡觉前半小时远离手机，进行呼吸放松训练，渐进式肌肉放松训练，或是自律放松训练，以缓解神经系统的紧张，以良好的身心状态进入睡眠。

当出现持续性的睡眠问题时，可以向专业医生求助

如果在较长一段时间内出现持续性的睡眠问题，不要置之不理，应该去向专业的医生那里寻求帮助。

睡眠是生命必需过程，是一种生物节律。人的一生中

约有 1/3 以上的时间在睡眠中度过。睡眠具有消除疲劳、补充能量、保护大脑神经系统、增强人体免疫力等功能。没有睡眠，人体各系统失去平衡，严重可能导致死亡。

❷ 找到属于自己的乐趣

不蓄积压力的生活方式的第二个关键点是心情转化。

在日常生活中，总会遇到一些或大或小的事情，保持精神健康对解决这些问题来说是非常关键的。

如果一整天都不断思索那些令人不愉快的问题，就好像一直用一只手拿着很重的东西，手和胳膊都会很僵硬一样。如果主要精力和注意力始终集中在负面的事情上，就会使精神变得疲惫而痛苦不堪。所以当发生某些让人痛苦和难过的事情时，最好能暂时远离让自己心烦的事，做一些能让自己感到放松和愉快的事，减缓精神压力，将心情转换一下。

一般而言，人的不良情绪的产生和发展与两个因素有关。一个是正面的情绪太少，另一个是负面的情绪太多。

所谓正面的情绪是指从工作、生活、运动或者娱乐中获得的成就感、愉悦感和自由感，当能够从这些事情中获得良好的情绪时，我们就会不断重复这些能够让人产生忘我和陶醉感的行为，不断增加正面情绪在自己总体情绪中所占比例。负面的情绪是指工作或者生活中的压力让人们产生失望、挫败、沉重、沮丧或者受束缚的感觉。当某些事情与这些情绪产生了联结，遇到这些事情时，人就会本能地退缩和回避。

培养有益的兴趣爱好可以让人忘我地投入到正向情绪之中。这需要学会用没有功利和目的的轻松心态去培养自己的兴趣爱好，并坚持下去。这样的兴趣爱好可以让人获得成就感、愉悦感和自由感，同时也可以缓解和释放工作和生活中的压力。

除此之外，做运动、旅行、和朋友一起去 KTV 唱歌、烹饪和品尝美食等，都可以让人转换心情，在生活中找到属于自己的乐趣。

❸ 建立良好的人际关系

我们生活在人和人之中,在家庭里有夫妻关系、亲子关系;家庭以外,有师生、同学、同事、上下属关系,还有朋友关系、邻里关系、合作关系等,这些关系的纽带就是交流。

由于我们每个人生活的环境和立场不同,职业不同,人生观、世界观、价值观的多样性,有时会出现与别人意见相互对立、不能很好进行交流的情况,这样就会让人倍感压力。

良好的沟通需要我们认可他人与自己的不同,在特定的时候,巧妙地将自己的心情和意见传递给对方,并用理解和宽容的心态看待别人传递过来的心情和意见。

人际关系在社会生活中具有十分重要的作用。良好的人际关系是人身心健康的必要保证,是人生事业成功的需要,是人生幸福的需要。生活中善于理解别人,并乐于相助的人,自己可获得慰藉和欣慰;而对于被援助的人来说,则更会产生情绪上的良好感染与反馈作用,能使人得以安慰、鼓舞。这种精神上的快慰和舒畅，对于机体健康有重要意义。研究发现，注意培养良好人际关系的人，绝大多数身体健康，长寿者居多。

不良的人际关系，如缺乏知心密友；有话不想说，也不能说；只有把所有的问题都压抑在心中……这样，产生的问题不能得到有效的化解，很容易把心理问题积蓄和放大，易出现心理障碍。影响人际关系的心理因素有吝啬、多疑、嫉妒、高傲等，极易形成他人心理上的"劣性定势"，对自己精神上也是一种无形压力。时间长了以后容易导致烦躁易怒、食欲不振、头痛失眠等不良症状。研究还表明，那些性情孤独、不愿与邻里及亲友往来的人，其死亡率要比喜欢交际的人高出 2.5 倍。

接纳自己，认可他人。要明白无论是自己还是他人都会有缺点，同时也有积极的一面，学会看人做事将目光转向积极的一面。

人际沟通中有意见和分歧是很正常的。在与人交往和沟通中，意见的分歧甚至产生争论，并不意味着人际关系的无法修复。就算是很糟糕的分歧，对于自己来说，也只是人际关系的一个方面。

着眼于具体的问题,并将其解决。从自己或对方的性格方面来寻求产生麻烦或纠纷的原因,是解决不了问题的。重要的是要明确彼此之间到底发生了什么事情,在哪个方面处理得不好,然后具体着手解决实际问题。

❹ 烦恼和问题不要一个人扛

人和人之间的交流有时也会成为压力的诱因,但是也有很多利于维持精神健康的地方。

有烦恼的时候,向知心好友倾诉一下,听听他人的意见,可以使自己换一种角度看待问题,让思绪变得灵活,有时还能够因此找到解决问题的头绪。另外,仅仅是"与别人交谈"这样的行为就可以让自己在杂乱的思绪中整理出清晰的条理来,从而使自己的心情变得轻松。

若要不蓄积压力地生活下去,就要充分发挥这种交流的作用。有的人会认为自己的事情应该自己解决,对谈论自己的困惑、烦恼羞于启齿,总是习惯于一个人承担各种问题。要知道，有时候只凭借自己的力量是无法解决问题的，与别人交流，寻求帮助，绝不是丢脸的坏事。遇到为难的事情进行求助，对别人的问题互相帮助，这是人类在远古时期所获得的最强有力的武器。正因为互相帮助，人类才得以走到今天。

在我们的周围有亲人、朋友、同事、医生、个人生活顾问、精神科医生等人能够帮助自己，所以，处于精神痛苦状态时不要犹豫，要勇敢地发出求救信号！这种行为会守护我们自己及生命中最重要的人，健康幸福地过好每一天。

听完何医生的介绍，小琪看看身边的小文，小文也看着她，两人会心地一笑。

窗外的阳光斜斜地照进来，晒在身上暖暖的，一种幸福的味道，久久弥漫。

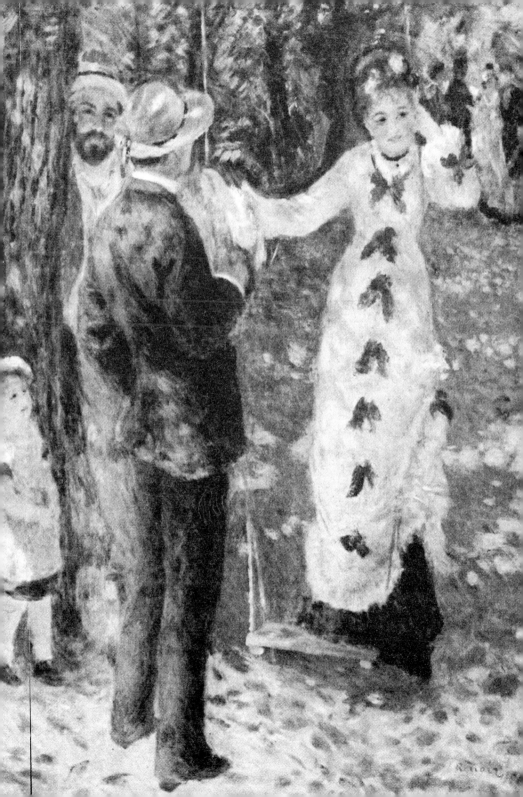

～◎ 编者的话 ◎～

几乎每隔一段时间,用不了几个月甚至是几天,人们就会再次热烈地讨论起"抑郁症"。无论怎样,在媒体的报道中,它似乎成了重要人物、天才、学生以及普通人自杀最常见的原因。

人们渐渐认识到,抑郁症是一种病,得了病就得治。

人们开始相互传达一种信念——要相信科学。在最近出版的一本书《渡过:抑郁症治愈笔记》中,作者认为,中度以上的抑郁症患者必须接受现代医学的干预,这是对科学的信念。他说自己写这本书的目的,就是"能够让患者相信科学,面对现实,积极求治,以配合的心态,完成现代医学对自己的拯救"。

这代表了相当一部人当前对抑郁症的认识，而且它甚至在改变着一部分人对抑郁症的认识。

不久前，还有很多人认为抑郁症只是心情不好，根本没到"身体欠佳"的层面，休息几天就会没事了。或者，干脆就不要理会它，越理会越麻烦。因为在有些人看来，这就是"作"，是无病呻吟。

而如今，很多人相信《渡过》一书作者的体会："抑郁症是一种器质性疾病，而非简单的心理问题。要及时到专业医院，找临床经验丰富的医生看病。""正确的心理治疗只对轻度抑郁症患者有效。如果抑郁症发展到中度和重度，只能先靠用药改善大脑神经递质的失衡，再考虑心理治疗。"

这样的看法固然有了很大的进步，但它似乎又要走进另一个误区——把生命的意义交付给科学（医学）来管理。

患了抑郁症，当然会涉及大脑生理的变化。但需要注意的是，这种生理变化可能只是抑郁症的表现之一，并非致病的原因。美国心理学家、现实疗法创始人格拉瑟在《选择理论》（Choice Theory）一书中说道："当我们选择抑郁时，大脑化学成分并不是产生感受的原因，而是正常或预期的大脑生理活动与行动、思维和感受一起，组成了所谓的抑郁这一整体行为。"因此，格拉瑟认为现在人们普遍接受的解释并不正确，即抑郁并不是由大脑化学物质失衡导致的。

而且，格拉瑟对药物治疗与心理治疗相结合的方法也不以为然，他说大多数使用现实疗法的咨询师关注的是失败的人际关系，他们发现并非一定要使用药物治疗，而且在他多年的咨询实践中从没使用过针对大脑的药物。他认为一个靠谱的心理治疗会阻止人们对那些药物的需求。

所以，在科学异常发达的今天，我们对抑郁症的看法依然没有统一，甚至在两个极端之间摇摆不停，而无论哪一个极端都是异常危险的。或者让我们失去身体的生命，或者让我们失去精神的生命。

因此，我们不得不更全面地认识一下抑郁症——只求更多了解，不求妄下结论。因为我们相信奥斯卡·王尔德所说的："哪里有悲伤，哪里就有圣洁的土壤。"抑郁之中一定蕴含着深层的意义。

正如《抑郁，你好》这本书的封面所示，我们需要为抑郁打开一扇窗户，这个世界都需要对抑郁道一声："你好！"